# みんなの

日常の悩みから最新知識まで

# 双極症

## 南中さくら

精神科医
さくらこころのクリニック院長

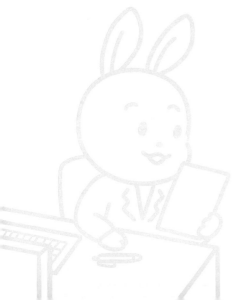
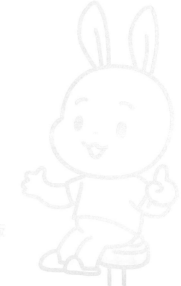

合同出版

# まえがき

初めまして、南中さくらと申します。

私は兵庫県ののどかな町の小さな精神科クリニックで、精神科医として日々診療しています。精神科医であるのと同時に、双極症(双極性障害)の患者でもあります。

長年、治療者の立場でありながら患者でもあることに苦悩してきましたが、症状がコントロールできるようになってからは、患者の視点も持ち合わせていることが、診療や情報発信においてプラスに役立つと感じるようになりました。

医師が病気を抱えていることに不安を感じる方もおられるでしょうから、公表することには葛藤もありましたが、それもまた何かしらプラスに働くだろうと期待しています。

さて、双極症は、気分が落ち込み、意欲がなくなり、悲観的な考えになる「抑うつエピソード」と、気分が高揚し、活動的になり、誇大的な考えになる「躁病(軽躁病)エピソード」といった「気分エピソード」を繰り返す病気です。「うつ病」に比べて、まだまだ世間に認知されていない病気ですから、双極症と診断された患者さんやご家族は、戸惑い、どう対処していったらよいのか迷われることでしょう。

私はブログ上で、「主治医には聞きにくいこと」をテーマに双極症患者さんからの質問に答えてきたのですが、その一問一答を今回、一冊の本にまとめることになりました。

今までにも双極症の本は多数出版されていますが、患者の困りごとや悩みごとに具体的に助言するものは少なかったように思います。科学的根拠のある話から、私の治療者として、経験者としての経験からの回答となっている部分もあります。

質問への回答に「うんうん」と頷いてもらえることもあれば、「ちょっと違う気がする」と感じられることもあると思いますが、迷いや戸惑いの中にある読者のみなさんに、病気への理解を深めることや、再発予防のための生活習慣を見直すことに役立てていただけると幸いです。

それらに加えて、この本をきっかけに、ご自身の困りごとについて、主治医、家族、支援者などとコミュニケーションしてもらえることも期待しています。

私のクリニックのテーマは、「学ぶ、行動する、つながる」です。双極症について正しい知識を得て、それをもとに行動して症状をコントロールしていきましょう。

また、孤立感は双極症とつきあう上でマイナスに響きますから、何らかの形で同じ病に悩む人とつながり、力を得たり、経験知を分かち合ってほしいと願っています。

南中さくら

## 治療について

# 服薬から生活指導まで

## 医師について

# 患者と医師のコミュニケーション

## 人間関係について

# 家族・友人・恋人とのつきあい方

[仕事・社会的活動について]

## 休みたい、働きたいとき

[恋愛・結婚・家族・子育てについて]

## 自分もパートナーも大切にする方法

[社会的逸脱行為などについて]

## 他人には打ち明けにくい悩み

# 「双極性障害」から「双極症」に病名が変わるワケは?

{ Q }　「双極性障害」が「双極症」という病名に変わると聞きました。どのような理由があるのでしょうか?　また、病名が変わることで、どのような影響があるのか教えてください。

　「へえー。病名が変わることがあるんだ」と感じた方も多いでしょう。

　実は、２００２年に「精神分裂病」は「統合失調症」に、２００４年に「痴呆症」は「認知症」に、呼称が変わっています。若い方は後者しか知らないかもしれませんね。ちなみに統合失調症は、さらに昔は「早発性痴呆」と呼ばれていました。

### 名称をつける5原則——ICD‐11の登場をきっかけに

　２０１８年に大きな転機が訪れました。WHO（世界保健機関）の国際疾病分類第11版（ICD‐11）の登場です。

　改訂に伴い、各疾患の日本語病名や用語について、日本精神神経学会では一般の方からも意見を募り、検討を重ねてきました。ICD‐11の登場を機に、以下の5つがネーミングの原則とされました。

　＊病名翻訳の原則
　①患者中心の医療が行われる中で、病名・用語はよりわかりやすいもの、患者さんの理解と納得が得られやすいものであること
　②差別意識や不快感を生まない名称であること
　③国民の病気への認知度を高めやすいものであること
　④直訳がふさわしくない場合には意訳を考え、カタカナをなるべく使わないこと
　⑤ICD‐11では、原則として、disorder を「症」と訳すこと

　これまで「disorder」は「障害」と訳されてきましたが、英語での意味に対応していないと、以前から問題視されていました。本来は「変調」を意味する「disorder」が、固定した状態を想像されやすい「障害」という言葉に訳されていました。「disorder」を「変調症」と訳そうという意見もありました。加えて、「病気についての偏見を助長しない」「当事者がその病名のために嫌な思いをしない」

ことを考慮し、「disoder」を「症」と訳すことになりました。

　たとえば、「知的障害⇒知的発達症」「発達障害⇒神経発達症」「自閉症⇒自閉スペクトラム症」「注意欠陥多動性障害⇒注意欠如多動症」というように変更される見込みです。

　同様に、双極性障害も「双極症」と名称が変わることになりそうです。下位分類については「双極症Ⅰ型」「双極症Ⅱ型」となります。しばらくは移行期間であること、また、「症」の表記になると過剰診断がなされる恐れがあることから、現在の表記と併記される予定です。

## 名称の変更が偏見や当事者の不快感を解消してくれる？

　多くの精神疾患では「障害」という表記に対し、「害」という漢字から「害を与える」「公害」などのネガティブな印象を受ける人が多いようです。これが偏見を助長し、当事者を不快にさせるため、「障碍」や「障がい」と書くべきという議論が起こり、障害者に配慮した自治体では可能な範囲で表記を変えるなどの対応をしています。

　私としては、ラベル（名称）を変えることにエネルギーを使うより、障害の実体についての議論や、当事者の生活や行動が少しでもラクになるための新しい試みがなされるべきだと思います。しかしその一方で、「害」の漢字の持つイメージから「精神障害者保健福祉手帳」の取得や「障害年金」の受給をためらう人がいるのも事実です。「しょうがい」という音が変わらなければ、結局、人は「障害」の文字をイメージしてしまいます。ちなみに、"碍"の字を常用漢字表に追加するという提案が出されましたが、２０２１年２月に否決となっています。

## 偏見をなくすために、本当に大切なことは？

　双極症を含む「精神疾患」は、はるか遠い昔から存在していました。１３７７年、イギリスの王立ベスレム病院が精神疾患患者の診療を始めたことが精神保健の歴史の幕開けと言われています。日本でも、江戸時代にはお寺が精神科病院の役割を果たしていました。少なくとも数百年前から、精神疾患の存在は認識されていたようです。

　一方、世間の精神疾患への理解は乏しく、「得体の知れない異常者・行動」であると人々から恐れられ、地域によっては宗教的な意味づけをされていました。「病気（治療の対象）」という概念もなく、現在のような有効な治療法も存在しませんでした。

　その実態の解明や治療法の研究が着実に進んでいる現在、正しい知識をもつ人が増えたのは間違いありません。しかし、残念ながらいまだに偏った見方をされることがあります。それは、当事者の周囲の人たちや病気と縁遠い人たちの問題というだけではなく、当事者自身の心の中にもある問題でもあります。

当事者に対して社会に存在する様々なハードルを「障害」と認識するモデル

「障害」を個人の心身機能の障害によるものとして、医学的治療による個人に対する調整や行動の変更によって改善していこうとするモデル

　病名の変更は当事者にとって大きな一歩ではあるものの、それだけで満足するわけにはいきません。病気への世間のイメージ、当事者や家族の病気の受容、病態の解明や治療、制度や支援サービスなど、当事者を取り巻く状況がよい方向にどれだけ変化するかがポイントです。名称という表面的な変化に伴う、本質的に大事なことは次の3つです。

①病気の正しい理解が広まること
②治療、社会制度、使えるサービスがより進歩すること
③当事者の方が病気と上手につきあいながら生きること

ポ　イ　ン　ト

★ 当事者の心情への配慮、偏見の問題などから、精神疾患の名称変更が検討されてきた。
★ 名称が変わることにだけ注目するのではなく、本質的な問題の解決を期待したい。

# 脳の病気？　心の病気？

2

**Q**　双極症は「心の病気」ではなく「脳の病気」だと言われますが、心は関係していないのでしょうか？　特に発症に関しては精神的なものが大きく影響しているように感じるのですが…。心と脳の関係がよくわかりません。

「心」と「脳」の関係は、脳科学者も哲学者も結論を出せていない難問です。「脳」は実体のあるモノで、「心」には実体がありません。「脳はどこにありますか？」と問うと、みなさん頭を指さすでしょう。「心はどこにありますか？」と問うと、胸のあたりに手を当てる人もいれば、頭を指さす人もいるでしょう。「脳」に比べて「心」はフワッとした概念です。

「心」と「脳」をどう認識しているかは、専門家によっても異なります。「心＝脳」と考える人もいれば、「心」と「脳」は別物と考える人もいます。「脳」の活動が表に現れたものを「心」とする考えが理解しやすいと思われます。

脳の中で何が起こっているかは、最新の画像検査などにより、「脳内のある部分が活発に活動している」というように、客観的なデータを得られるようになってきました。しかし、その人が脳への刺激をどう知覚し、意味づけし、感情をもち、それに基づいてどんな行動するのかを、その客観的データと結び付けることは困難です。

次に「双極症の発症に心理的ストレスは関与しないのか？」について話を進めます。

## 双極症の発症メカニズム

双極症の発症については、遺伝的要因、生育歴、性格、脳の機能異常などに心理的ストレスが合わさって発症すると考えられています。1つのケースですべての要因が関与するのか、どれくらいの割合でそれぞれの要因が関与するかは明確ではありませんが、下記のような報告があります[1]。

### 発症に占める要因

| | | |
|---|---|---|
| 双極症 | 遺伝（８０％前後） | 環境（２０％前後） |
| うつ病 | 遺伝（４０％弱） | 環境（６０％強） |

双極症のほうがうつ病よりも、遺伝的な要因が関与する割合が高く、「脳の病気」の側面が強いといえます。その一方で、発症や再発に心理的ストレスがかかわることは様々な研究が示しており、それは、悲しい出来事だけではなく、結婚や昇進などの一見ポジティブなライフイベントも影響します。再発については、ストレスのなかった人に比べてストレスレベルが重度だった人は再発のリスクが４．５３倍に跳ね上がるという報告もあります。ストレスフルなライフイベントは多様ですが、うつ病に比べると、双極症は、経済的な危機ストレスによって再発するリスクが高いようです。

　これらのストレスは病気の初期には再発に大きな影響を与えるものの、病気の期間が長くなるほど、再発への影響は小さくなるといわれています[*2]。強いストレスでなくても、簡単に再発するようになってしまうということです。双極症の発症や再発に心理的ストレスが関与しているのは間違いないでしょう。

## 「心の病気」ではなく「脳の病気」という意味

　現在ネット上では、非専門家向けのサイトに、「双極症は心の病気ではなく、脳の病気です」と書いてあるものがある一方で、「心の病気」の解説として、うつ病、双極症、統合失調症などが記載されていたりします。以前、精神疾患の要因は大きく３つに分類されていました。

　①外因性：認知症や頭部外傷など、
　　　　　　脳に器質的な変化が起こることで発症する病気
　②内因性：統合失調症、うつ病、双極症などの脳の機能異常が主となって
　　　　　　発症する病気
　③心因性：適応障害やＰＴＳＤなど、
　　　　　　心理的なストレスが主となって発症する病気

　以前は「心の病」と表現するときは、③に該当する病気を指していました。最近では、③のような精神疾患においても、脳の形態変化や機能異常を認めるとの報告があります。純粋に「心の病気（心理的ストレスのみが原因）」と呼べる精神疾患は少ないのかもしれません。

## 受け入れやすい表現・偏見を軽減する表現

　精神疾患の理解を得るために「心の病気」という表現を使うケースもあります。厚生労働省のホームページでも、精神疾患を「こころの病気」と表現しています。

また、精神科のクリニックの名称は、昔は「○○神経科」「○○精神神経科」などが多かったのですが、受診のハードルを下げる目的もあり、次第に「○○心療内科」「○○メンタルクリニック」などが増えました。最近では「○○こころのクリニック」「○○こころのホスピタル」など、いっそう柔らかい表現を目にします。

こういった名称の変化は、受診や通院のハードルを下げ、病気の受容にもプラスに働く一方で、精神疾患をよく理解していない人からは、「心の問題？　誰にでもストレスはある。甘えじゃない？」「根性や頑張りが足りないのでは。そんなことで受診するの？」などと、「心がけの問題」「性格の問題」などと見られ、偏見を助長する懸念があります。

こういった文脈から、精神疾患を「脳の病気」と表現することは大切なことです。心は実体がありませんが、脳は1つの「臓器」です。肝臓や腎臓と同じで、その臓器に問題が生じているのだから、臓器を休めたり、薬で治療したりすることは当然のことです。

### 「心の風邪？」「心の肺炎？」「心の骨折？」いや・・・

うつ病の啓発活動の中で「うつ病は心の風邪です」というフレーズが使われました。この啓発活動により、受診のハードルが下がり、潜在的なうつ病患者さんが治療に結びついたことは大きな成果です。一方で、「うつ病は"心の風邪"というレベルではない」「心の肺炎や骨折という表現が適切だ」という意見もあります。何を目的とするか、誰を相手とするかによって、表現は変えてしかるべき、また、適した表現がその人に響くのだと思います。

* 1　Edvardsen, J., Torgersen, S., Røysamb, E., et al. (2008). Heritability of bipolar spectrum disorders. Unity or heterogeneity? Journal of Affective Disorders, 106(3), 229-240
* 2　病気の期間が長くなるほど、ストレスの強さと再発リスクが相関するという相反する報告もあります。

### ポイント

- 「脳」と「心」の関係については専門家の間でもまだ意見がまとまっていない。
- 双極症の発症や再発には「脳」も「心」も関係しており、うつ病などと比べると「脳の病気」の側面が大きい。
- 話の文脈や相対する人の属性により、「脳の病気」「心の病気」のどちらが適する表現かは変わる。

# 3

# 男女比は半々？
# 性別によって異なる特徴

**Q** 双極症の罹患率は男女比が半々と聞きましたが、現れる症状に男女で違う部分などありますか？

うつ病は、女性が男性の2倍かかりやすいことが知られています。一方、双極症は、男女の比率が同じくらいと言われています。Ⅱ型に関しては女性がやや多いと言われていますが、診断基準の改訂による影響もあるため、さらなる研究が待たれます。

双極症では、性別によって症状や経過、治療などに異なるところはあるのでしょうか？　いくつかの研究を紹介しながら、この項では「女性」を中心に解説します。

### 女性はラピッドサイクラーになりやすい

年に4回以上の気分エピソードを繰り返すタイプを「ラピッドサイクラー」（急速交代型）と呼びます。以下の因子がいくつか該当する人は、ラピッドサイクラー化のリスクが高いと考えておきましょう[1]。

- 女性である
- 甲状腺機能低下がある
- 慢性化傾向にある
- Ⅱ型である
- 抗うつ薬の使用がある
- 非定型うつ症状がある

### 月経、出産、更年期の影響

月経、出産、更年期などは女性ならではのライフイベントです。これらを「生殖サイクルイベント」と呼びます。ある報告では以下のことを指摘しています[2]。

・双極症女性の77％は、月経周期、出産後、更年期の期間中に気分エピソードが増加した。
・生殖サイクル関連の気分変動のある女性は、変動のない女性と比べて、双極症の発症年齢が低く、不安障害の併存率、ラピッドサイクラー化率、混合状態のリスクが高かった。
・出産後に気分エピソードがあった女性では、なかった女性に比べて、月経周期、更年期における気分症状が重かった。

　生殖サイクルイベントは病状や経過に影響するため、双極症の女性にとっては要注意です。

## 境界性パーソナリティ症（BPD）の併存

　双極症とBPDの併存について検討した報告があります[*3]。

・BPDを併存しているケースは女性が多く（84.2％）、年齢は18〜35歳（53.9％）であった。
・BPDを併存しているケースでは、入院期間の長さ、入院費用の高さ、薬物乱用率、自殺リスクの高さにおいて、有意に長かった、または高かった。

　双極症ではBPDを含めたパーソナリティ症を併存しているケースが多いのですが、BPDは女性に多い疾患であり、双極症の女性でもBPDを併存しているケースが多いです。併存しているケースでは薬物乱用や自殺のリスクが高いため、BPDの症状にも配慮が必要です。

## 自殺リスクは男性のほうが高い

　双極症の自殺のリスク因子を調べた研究があります[*4]。統計学的に有意な自殺のリスク因子は下記の通りです。

男性である　　単身生活者である　　自殺企図歴がある

他の精神疾患の併存がある　　最近、気分エピソードがあった

犯罪、有罪判決歴がある

最近、自発的でない入院があった　　最近、精神科入院があった

興味深いことに、自殺のリスク因子は男女間で異なるようです。男性で有意な自殺のリスク因子は、単身生活、物質使用障害の併存、自発的でない入院、前年に少なくとも1回の気分エピソードがあったことなどです。女性に有意な自殺のリスク因子は、刑事有罪判決、パーソナリティ症の併存、前年に少なくとも1回の抑うつエピソードがあったことなどです。

## 双極症と交通事故などのリスク

　双極症の患者さんが交通事故を起こすリスクについて調べた研究です[*5]。

- ・双極症患者の交通事故などのリスクは対照群と比べて1.66倍高い
- ・交通事故などのリスクの低さは、女性、高齢者、居住地が都市部であることなどと関連していた

　双極症では、男性よりも女性のほうが交通事故などを起こすリスクは低いようです。詳細は不明ですが、軽躁病・躁病エピソード時、男性よりも女性の方が危険運転をする可能性が低いのかもしれません。または、もともとの免許の所持率に性差があることも影響しているかもしれません。

## 双極症の女性は肥満が多い

　双極症患者さんの肥満とその背景因子についての報告です[*6]。

- ・双極症患者は対照群と比較して、メタボリックシンドロームの割合が高かった
- ・双極症の女性は、双極症の男性や対照群の男女と比較して腹部肥満の割合が高かった

　双極症の女性は、双極症の男性および一般集団の男女と比べて、心筋梗塞などの心血管疾患による死亡リスクが高いことが知られています。女性は男性より、抑うつエピソードの頻度が高いこと、再発しやすいことなどが肥満のリスクになるようです。女性は男性よりも、糖尿病や高脂血症などの内科疾患に気をつける必要があります。

## 抗精神病薬による治療反応の性差

　ジプレキサ（オランザピン）やビプレッソ（クエチアピン）などの抗精神病薬は双極症の治療によく用いられます。女性は男性より少ない量の薬で効果を得られると言われていますが、その理由は不明です。女性は男性より副作用による体重増加

が起こりやすいこともわかっています。また、女性では閉経が薬物の効果に影響するため、閉経後に薬の量を増やす必要がある場合があります[7]。

### その他いろいろ

双極症だけでなく、一般に精神疾患患者さんでは、女性のほうが、「入院頻度が低い」「自殺率が低い」「犯罪率が低い」「家族や友人との人間関係が良好な場合が多い」などとされています。また、女性は妊娠・出産などの男性にはないライフイベントがあり、そのために「病状のコントロールが困難になる」「薬物治療にもより配慮や工夫が必要になる」という側面があります。もちろん男性でも妻が妊娠・出産する際や、幼い子どもの育児によるストレスがかかるのは同様です。

ほかにも、病状に影響されて性的逸脱に至った場合に、女性は男性に比べて、対人トラブルや性感染症のリスクだけでなく、望まない妊娠などのリスクがあります。双極症の気分の波に、月経前のホルモン変化による精神症状が加わるリスクもあります。

双極症の発症率に性差はほとんどありませんが、経過や治療においては性別による多様な特徴やリスクを考慮する必要があります。

* 1 Valentí M, Pacchiarotti I, Undurraga J, et al. (2015). Risk factors for rapid cycling in bipolar disorder. 17(5), 549-559
* 2 Patel RS, Manikkara G and Chopra A (2019). Bipolar Disorder and Comorbid Borderline Personality Disorder: Patient Characteristics and Outcomes in US Hospitals. Medicina (Kaunas) 55(1), 13
* 3 Perich TA, Roberts G, Frankland A, et al. (2017). Clinical characteristics of women with reproductive cycle-associated bipolar disorder symptoms. Aust NZJ Psychiatry, 51(2), 161-167
* 4 Hansson C, Jpas E, Pålsson E, et al. (2018). Risk factors for suicide in bipolar disorder: a cohort study of 12850 patients. Acta Psychiatr Scand, 138(5), 456-463
* 5 Chen VC, Yang YH, Lee CP, et al. (2018). Risk of road injuries in patients with bipolar disorder and associations wth drug treatments: A population-based matched cohort study. J Affect Disord 226,124-131
* 6 Baskaran A, Cha DS, Powell AM, et al. (2018). Sex differences in rates of obesity in bipolar disorder: postulated mechanisms. Bipolar Disord, 16(1), 83-92
* 7 Men and Women respond differently to antipsychotic drugs.

### ポイント

診断基準の変化や病気の認知度が上がると、今後、発症率の性差は変化するかもしれない。

ラピッドサイクラー化、肥満のリスク、自殺のリスクなど、多くの点で男女差がある。

性別による差異を知り、病状のコントロールやリスクへの対策をしていこう。

# 4

# 遺伝する病気なの？

Q 診断の際に家族歴をたずねることもあると聞きました。双極症って遺伝するんですか？　遺伝するならどのくらいの確率で遺伝しますか？

　双極症に限らず、精神科の初診では、必ず家族歴（家族や親類に精神疾患の方がいるかどうか）を聞きます。これは内科などほかの診療科でも同じです。発症に遺伝的な要因が強く関与する様々な病気があること、また、似通った生活習慣が病気の発症に影響することから、家族歴は大事な情報です。精神科では家族歴を診断の補助にしたり、家族からの支援が期待できるかどうかの判断材料にします。

## 双極症と遺伝について

　双極症がなぜ起こるのか、その全容はほかの多くの精神疾患と同様にまだ解明されていません。現時点では、遺伝、生育歴、性格、環境（ストレスなど）、脳の機能異常などの要因が複雑に絡み合って発症に至ると考えられています。

　前述（「2 脳の病気？　心の病気？」）のように、双極症では遺伝が８０％、環境が２０％の割合で発症要因になるとの報告があります。

　また、古い研究ですが、双極症をもつ方のお子さんやきょうだいなどにどれくらいの割合で双極症が出現するかを調べた研究があります[*1]。ここでは、子どもには２４．４％、きょうだいには１２．７％、いとこには２．５％、おい・めいには２．４％という数字が出ています（ちなみに、一般人口出現率は０．４４％）。

　お子さんへの遺伝はかなり高い割合と感じられるでしょう。ただし、この報告は、双極症が「躁うつ病」と表現されているくらい古い報告であり、当時と現在の診断基準とは異なること、また家族は同じ環境で過ごすために遺伝要因だけでなく環境要因もかかわるので、参考程度としてください。

　ほかの報告も合わせると、次のようなことが数字として出ています。

- ・一親等血縁者での遺伝的危険率（以下、危険率）は２０〜２５％
- ・双極症の患者の５０％は親が気分障害（うつ病なども含む）
- ・片親が双極症の子どもの危険率は２５％
- ・両親が双極症の子どもの危険率は５０〜７５％
- ・双極症の一卵性双生児一致率は４０〜７０％
- ・双極症の二卵性双生児一致率は２０％

　一卵性双生児の研究では、双子の片方が双極症でも、もう片方の子は４０〜７０％の割合でしか双極症になりません。双極症が１つの遺伝子によって発症するとしたら、まったく同じ遺伝子を持っている一卵性双生児では、片方が双極症ならもう片方も双極症であるはずですが、実際にはそうではありません。つまり、双極症は単一の遺伝子によって起こる病気ではないといえます。

## 双極症が遺伝する病気であるとしたら？

　ところで、双極症が遺伝要因のある病気だと知ったら、どう感じるでしょうか？
　「遺伝するなんて大変な病気だ。子どもを持てない」「親が双極症だから私も発症するのでは？」「この子が双極症になったのは、母親か父親の遺伝のせい？」「ふーん。やっぱり遺伝もかかわるんだなぁ」
　様々な考えが浮かぶことでしょう。「事実」として認識し、リスクはリスクとして受け止め、いざとなったときの対処を考えておくことは建設的です。
　その一方で、次のようなことには注意が必要です。
①病気になった理由の犯人さがしのような発想になること
②家族が発症したから自分もそうなると過剰に不安になること
③「遺伝」を過大評価し、人生の大事な判断を「遺伝のイメージ」に左右されること
　こんなふうに考えてしまうことを否定するつもりはありません。むしろ、不安に思うのは「普通」のことです。そして、どう行動するかは、その人の価値観、病気のコントロール具合、周囲の人との関係性、許容できる困難の程度により、それぞれ異なります。
　とくに、「子どもを持つかどうか」は、患者さんとその家族の気持ちを揺さぶる問題です。しかし、子どもができても、その多数は双極症になりません。また、双極症以外にも子どもがかかりうる病気は数知れずあり、遭遇しうる事故・災害なども予見できません。ですから、「自身が双極症」という理由だけで子どもを持つことに否定的にならなくてよいと考えます。
　一方で、病気のコントロールが難しく、自身の生活を安定させるだけで精一杯だっ

たり、家族や身近な人の中に理解者がおらず想像される困難に立ち向かえる環境にない場合などは、生きやすい道を選ぶこともまた正解だと思います。

まとめ

　現在、双極症は原因が未解明で、根治治療が確立されていない病気です。一方で、ここ２０年ほどで研究が進み、回復や予防についての情報が増え、支援の環境も社会の認知も広まりつつあり、治療において打てる手が増えていることも事実です。

　もし、今、子どもを持とうと決意した方がいるとしたら、その子が発症しやすい年齢になったころには予防や治療法がいっそう充実していると予想されます。

　子どもの話が中心となりましたが、どんな事柄についても同様です。双極症に遺伝要因はあるとしても、それが物事の判断を行うときのたった１つの根拠とはならないことを理解してほしいと思います。もし、病気にかかる前に望んだこととは別の選択をすることになっても、それは遺伝以外の要因を十分に考慮し、理解者や支援者と話し合った結果であることを願います。

＊１　Luxenburger, 1932; 大熊

ポイント

★双極症の発症に遺伝的な要因はあるが、遺伝が 100% 発症を決めるわけではない。

★「遺伝する病気」をどうとらえるかはそれぞれの価値観や状況による。

★「遺伝する病気」であることが人生の重大な決断のたった１つの根拠にはならない。

# 5 人生の楽しみや夢をあきらめなくてはいけない病気なの？

**Q** 精神科医の本や当事者のブログを読むと、だいたいが「一生ものの病気」「躁転\*しないように刺激的なことは極力避ける」とあり、絶望的な気持ちになります。双極症は「人生の楽しみや夢をすべてあきらめなくてはいけない病気」なのでしょうか？　　　　　　　　　　　\*急に躁状態に転じること

　双極症は再発リスクが非常に高いため、「一生ものの病気」ととらえる必要があります。また、躁転とそれに引き続く抑うつ状態が本人と周囲に多大なダメージを与えることから、「躁転を防ぐ」ことが治療の柱の１つとなります。

## 問題をほかの人に置き換えてみる

　私たちは自分にかかわる問題は過剰に深刻にとらえがちですし、視野がせばまることもよくあります。そんなときには自分の問題をほかの人に置き換えて考えてみることが有用です。

　いまの時代、ＳＮＳやブログ、動画投稿サイトなどを通じて、同じ病気の人がどんなふうに考えたり過ごしたりしているかを簡単に知ることができます。そして、そのすべてが「絶望」に埋め尽くされているかというと、まったくそんなことはありません。

　調子が回復傾向であることの報告や、回復や再発防止のための情報交換だったり、「当事者会が面白かった！　○○さんに会えた！」というような話題も豊富です。日常のちょっとした話題や、趣味のこと、何かのイベントに参加した話、仕事の話、家族の話、ペットの話、今後叶えたいことなどのホンワカした、クスッと笑える話題もありますね。

　彼らはみんな、人生の楽しみや夢をすべてあきらめなくてはいけない人たちでしょうか？　私にはそのようにはまったく見えません。

　「すべてあきらめなくてはいけない病気」と考え出すと、その考えを強化する情報ばかり目に入ります。様々な意見に触れる機会を持ってみるのはいかがでしょうか。

## 違う病気に置き換えてみる

　「双極症」で頭の中がいっぱいになっている状態であれば、病気自体を置き換え

てもいいでしょう。たとえば、交通事故で足が不自由になったとして、装具などで身体機能の補助はできても、元の状態には回復しえない方がいるとします。

　もし、この方から同じ質問をされたら、どう答えますか？

　「たしかに障害ゆえに就けない職業やできない趣味があるかもしれない。だけど、世の中にはいろんな仕事、趣味、娯楽、人の集まりがあって、障害がなかったら目を向けていなかった分野にピタッとくるモノが見つかるかもしれない」などと答えるかもしれません。

　あなたはどのような言葉を思い浮かべましたか？　その言葉をそのまま自分にかけてみてください。

## 双極症をコントロールする生活

　双極症の人が病気をコントロールするためには、次のような生活をすることが大切です。

　「朝決まった時間に起きて、ある程度スタイルが決まった活動をし、過活動にならないようにペース配分し、対人・イベント・嗜好品などの刺激が過剰とならないようにし、毎日おおむね決まった時間に寝る」

　これをつまらない日々、人生だと感じる人は多いでしょう。

　その一方で、規則的で刺激の少ない生活に有益性を見出している人は、たくさんいます。少なくとも生活リズムについては、著名な実業家や医療者はもちろん、健康に関心のある人なら、「良質な睡眠は健康において何より大事で、安定した生活リズムが日中のパフォーマンスを向上させる」ことを知っています。

　気分エピソードの予防は、少しでもラクに生きる、また、やりたいことを叶えるための対策です。それは心身ともに健康な生活を送るうえで、病気のない人にも有益な生活スタイルです。

## 価値観が変わること、戦略として変えていくこともある

　年齢を経るに伴って、刺激的な毎日や嗜好品を「もっともっと」と楽しむような生活より、安定した穏やかな日々を求めるようになる人もたくさんいます。病気の結果という側面もありますが、その生き方「そのものの価値」も大きいのです。

　もちろん「安定した穏やかな生き方が最上の生き方だ」と言っているわけではありません。病気の有無に関係なく、価値をおく部分は人それぞれです。ただ、病気の症状を野放しにしてしまうと、波のサイクルが速くなり、さらに生活しづらくなりますから、自分の納得できるレベルに気分の波をコントロールし、希望する生き方を叶えていくことが賢い戦略です。

## 双極症の先輩・メンターを見つけよう

　まずは病気と上手におつきあいをしている双極症の先輩を見つけてメンター（助言者）にしましょう。当事者会への参加もおすすめします。同じ病気を持つ仲間との交流の中で、たくさんのヒントをもらえることと思います。

　もし、現在ひどい抑うつ状態にあるのなら、もう少し気分が浮上するのを待ちましょう。そのときには、「絶望」はその色彩をわずかでも変えているでしょう。

## 病気になったからこその視点

　双極症と芸術的な才能やユーモアのセンスは関連すると言われています。歴史上の著名人が双極症だった、海外のアーティストがカミングアウトした、などの話を耳にしたことがあるでしょう。

　芸術や想像力の試される分野では、一般の人が知りえない感覚を体験していることが大きな力になることがあります。「それは一握りの才能がある人だけのことだろう」と思うかもしれません。

　でも、この病気になったからこそ理解できることや、発想できることがあると思います。そういう「マインドセット（考え方）」があるかどうかが、双極症としてどう生きられるかに、大きくかかわるでしょう。

　病気を丸ごとポジティブに受け入れることを無理強いするつもりはありません。つらいこと、苦しいことも多々あるでしょう。ただ、その中に、病気になる前の自分とは違う、「病気になったからこその視点」をひとかけらでも見出してほしいと願います。

## 押さえどころ

　双極症は人生の楽しみや夢をすべてあきらめないといけない病気ではない。

　新しい生き方を検討するときは、双極症の先輩と意見交換することがおすすめ。

　無理に前向きになろうとしなくていい。でも、「病気になったからこそ」の視点を大事にしてほしい。

# 6

# 躁状態で気分が上がるほど、抑うつ状態はひどくなる？

Q 主治医やカウンセラーから「双極症は躁状態のときに上がったら、その分だけ抑うつ状態のときにドーンと落ちるから、気をつけて」とよく言われますが、本当でしょうか？　躁状態と抑うつ状態の関連性なども知りたいです。

　これは双極症の患者さんであれば、一度は言われたことのあるフレーズではないでしょうか？　「山高ければ谷深し」などとも表現します（もともとは株式相場で使われた言葉のようです）。

　軽躁・躁状態を引き起こさない心得、早期に対処して山を高くしない必要性を、医療者は何度も双極症患者さんに伝えます。その理由として、次の2つがあります。

①軽躁病・躁病エピソードでの「経済的」「対人的」「社会的」な損失の大きさ
②軽躁病・躁病エピソードに引き続く抑うつエピソードへの懸念

　①は過去の軽躁・躁状態を振り返ってもらえれば、容易に理解できることと思います。

　②については、気分の上がり具合が激しいほど、その後に来る抑うつエピソードの症状も重くなるといわれているためです。

## 気分変動のパターンは人それぞれ

　ごくまれに、躁病エピソードのみを繰り返すタイプもあり、その場合はいくら躁状態が激しくても「谷深し」とはなりません（ただし、時間を経て、結局抑うつエピソードが出現するケースもあります）。

　また、躁状態での症状は派手なのに、その後の抑うつエピソードはそこまで重度でないタイプや、直前に軽躁病・躁病エピソードが存在しないのに抑うつエピソードが出現するような抑うつエピソードの頻度が高いタイプもあり、個人差が大きいです。

　しかし、激しい躁病エピソードから直接抑うつエピソードに転じる、もしくは通常気分を挟んで抑うつエピソードに突入するタイプが多いので、とくに治療が始まったばかりの方は、ご自身も「山高ければ谷深し」であると考えて対処することをおすすめします。

## カラダへの影響

軽躁・躁状態で短時間睡眠で活動過多になると、いずれはエネルギーが枯渇し、体は疲弊しダウンしてしまいます。健康な人でも、朝5時から深夜2時まで動き回って活動すれば、翌日には相当な疲労を感じるでしょう。躁状態でスーパーマンの気分になることはできても、肉体はそのままですから、無理をすれば後にひびくのは当然のことです。

## ココロへの影響

軽躁・躁状態が激しければ激しいほど、前述した「経済的」「対人的」「社会的」損失は大きくなり、打ちのめされます。多額の借金を抱えることや、大事な人の信頼を失ってしまうこと、会社での立場をなくしてしまうこと──そんな負の出来事が襲いかかれば、ただでさえ落ち込み、後悔し、今後について不安になるものです。

気分が通常モードでもつらいことなのに、抑うつエピソード中にこれらのことに直面しないといけないとしたら、どうでしょうか？　抑うつ症状も手伝って、客観的・建設的な対処を考えることは難しく、現実以上に悲観的になり、場合によっては死が頭をよぎることもあるでしょう。

「山高ければ谷深し」となるのは、体と心の両面から当然のことなんですね。

## 自分自身のパターンを知ることの価値

「双極症では一般的にこうだ」という事柄を知ることは、病気の全体像をつかむうえで大切なことです。しかし一方で、自分自身がどのような気分変動のパターンをもつのかを知ることがより有効です。

「山高ければ谷深し」が本当なのか、ご自身の体験を振り返って検証してみてください。それで「山高ければ谷深し」と「山低ければ谷浅し」を実感できれば、今後、山を高くしないことにより真剣に取り組んでいけると思います。

## ライフチャートをつくろう

ライフチャートは、図1のように自身の気分変動の経過を簡単な説明とともに書きこんでいくものです。

日本うつ病学会のホームページに「ライフチャート」の書き方、見本が載っていますので、ご自身のライフチャートをつくる際の参考にしてください。

## My Life chart

ライフチャートとは、自分が経験したエピソードを図を使って表わすものです。

自分の病気の経過や誘引、そして一年の中で再発の可能性が高い時期（例えば春、お盆休み明け、夏休み明け、年度末試験、年初の異動等）があるかを、根拠をもって理解できるからです。

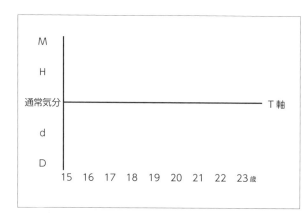

① 時間を表現する「T」を長めに水平に引き、

② 自分の気分を表現する短めの棒を垂直に引きます。

躁はM、

軽躁はmかH、

通常気分はE、

軽度のうつはd、

重度のうつはDで表します。

出典：日本うつ病学会 HP

例1

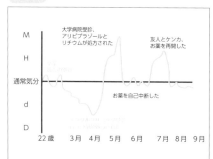

症状の状態と期間に従って、エピソードを書き入れてください。軽躁はHにとどくように、躁はMに届くように書いてください。軽度のうつはd、重度のうつはDに届くように書いてください。横軸方向の線の長さが期間を表します。

例2

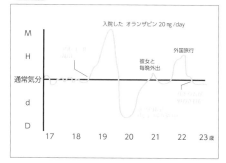

誘引（きっかけ）として作用した可能性のある因子（夫あるいは妻との離別、転職、受験、旅行、愛する人の死、薬剤の変更 があったかどうか、どんな結果になったか（入院、失業、浪人）、どんな治療が効果的だったかも書き入れてください。

まとめ

「山高ければ谷深し」とは頭ではわかっていても、「本当はそうでもないんじゃないの？」「私は違う気がする」という気持ちがわきあがってくることもあるでしょう。そのときは自己判断で気分の波のコントロールの手を緩める前に、自身の症状や経過を考察することが大事です。客観的な意見は有用ですから、主治医や家族にも相談しましょう。

ご自身のライフチャート、ぜひ一度書いてみてくださいね。

ポ　イ　ン　ト

★　「山深ければ谷深し」は多くの双極症の人にとって真実である。

★　一般的事実を理解したうえで、家族や支援者と一緒に自分のパターンを考察してみよう。

★　ライフチャートを書くことは自分の気分の波のパターンを知るのに有効である。

# 7

# 転院するならクリニック？ 精神科病院？ 総合病院？ 大学病院？

Q いま通っている病院が合わず、転院を考えています。メンタルクリニック、単科の精神科病院、総合病院の精神科とでは、どのような違いがあるのでしょうか？

## クリニック、精神科病院、総合病院、大学病院について

双極症の人の通院先としては、一般的には、精神科を標榜するクリニックか、診療科が精神科だけの病院（精神科病院）が多いと思います。近隣に医療機関が少ない場合や精神科以外に内科などの持病のある場合は、最寄りの総合病院の中の精神科や心療内科に通うこともあります。併存する精神疾患のための治療や、そのほか何か特別な治療や検査を求めて大学病院の精神科に通う人もいます。

27、28ページの表に、それぞれの医療機関の特徴をまとめました。

なお、精神科病院も大学病院も、教育の側面があり、医学生や看護学生、精神保健福祉士（PSW）の実習生、研修医などが診察に同席したり、受け持ちになることがあります。勉強熱心さや一人ひとりに割く時間は、医療機関にかかわらず、その精神科医の志によりますが、大学病院ではカンファレンスや発表の機会が頻繁にあるので、最新の情報を学んでいる確率は高いでしょう。

## どの医療機関がベストなのか？

入院のリスクの高い人は単科の精神科病院をおすすめします。通院患者さん優先で入院ベッドが確保されますし、受診した日に入院ができる可能性も高いです。また、なんらかの勉強会や自助グループ、家族会、併設のデイケアなどが有益と感じられるなら精神科病院がよいでしょう。

定期的な合併症の治療が必要であれば、総合病院の精神科が便利です。何かあったときに各診療科で情報共有もしやすいです。妊娠を希望する方も病状によっては総合病院の精神科、産科がよいでしょう。

特別な治療やセカンドオピニオン、臨床試験などを求めるために、大学病院に通うのも1つの方法です。

なお、クリニックに通う場合、双極症の人は定期的な血液検査が必要ですから、採血の体制のあるクリニックを選びましょう。

## ＊精神科クリニック

◎ビルの２F以上に多く、「精神科」に通院していることがわかりづらい

◎最近では「こころのクリニック」などの柔らかい表現や、精神科であることが名称からわからないクリニックもある

◎仕事をしている人は通勤ルート上にあると通院しやすい

◎１人の医師が週に４〜５日外来診療をしているため、予約日の変更がしやすい

△夜間や休日に困りごとが起きた場合は相談しづらい（連休や年末年始はとくに）

△勉強会や自助グループが少ない

△身体的な検査、心理検査、デイケアなどの体制が不十分

△院長の偏った考えで科学的根拠のない治療がなされるリスクもある

・比較的軽症の患者さんが多い

・無床と有床のクリニックがあるが、無床クリニックがほとんど

## ＊精神科病院

△外来では一般的に内科など他科の治療はできない

◎入院設備があるので、外来から入院への移行がスムーズ

◎血液検査、CT検査、心理検査などの体制が充実している

◎デイケアやリワークなどのプログラムが充実している

△交通の便が悪い場所にあることが多い

◎主治医が常勤なら、外来日以外も病棟業務をしているので問い合わせはしやすい

◎夜間や休日も当直医がいるので、電話相談や急な診察も対応可能

◎心理士、看護師、精神保健福祉士、作業療法士など、多くの職種が在籍しており、多様な助言や援助を受けられる

◎複数の医師が在籍するため、クリニックよりは１人の偏った考えは是正されやすい

◎地域や行政や福祉など、外部との連携が比較的充実している

・入院の可能性がある比較的病状の重い人が多い

＊精神科病院について
　２００６年の精神保健福祉法改正前は、法律上「精神病院」と呼ばれていました。差別的な語感があるため、現在では「精神科病院」と名称変更されています。

＊総合病院の精神科

◎内科や整形外科など、ほかの持病も同じ病院で治療を受けられる

◎多様な診療科があるため受診のハードルが低い

△病院によっては診察日が限られる（主治医が週１回しか来ない場合も）

△単科の病院ほど精神科専門の多様な職種は在籍していない

＊総合病院
　以前、医療法では、１００床以上あり、内科・外科・小児科・眼科など診療科が多い病院を、
　総合病院と規定していました。いまでもそのような病院を指して「総合病院」と呼んでいます。

＊大学病院の精神科

◎専門性をもった医師がそろう

◎ケースの検討会を定期的に行う（単科の病院でも力を入れている病院もある）

△待ち時間が長い傾向にある

△入院設備はあるがベッド数は少なめ。患者さんの状態によっては受け入れ困難

△受診時には紹介状が必要。初診の予約がずいぶん先になるなどハードルが高い

・医局の人事で、異動が定期的に行われる

・若手の医師は上級医と組んで診療にあたることが多い

・病院によって得意分野が異なる

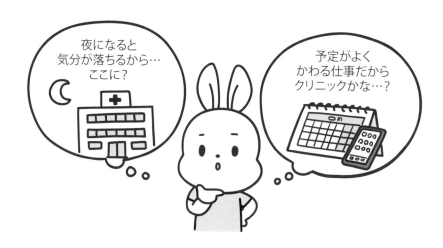

## 自宅からの距離は大事なポイント

通院先を選択するとき、人目を気にして自宅の周辺を避ける人もいますが、不調のときにも通院できる距離を目安に選びましょう。

抑うつ状態での通院は、大きな負担がかかります。また、軽躁・躁状態で家族が同伴して受診する際も、通院先が近いに越したことはありません。寛解期ではなく、気分症状のあるときを想定して通院先を検討してください。

## 精神科 or 心療内科　その違いは？

心療内科は、心理的なストレスにより、主に体に症状が出る病気を診る診療科です。精神科・心療内科の両方を標榜している医療機関は、受診のハードルを下げるために「心療内科」を標榜していることが多いです。

本来心療内科は、「会社でのストレスから胃が痛むようになり、胃潰瘍になった」「パートナーとの関係がうまくいかず、頭痛や吐き気が起こるようになった」というようなケースが対象です。双極症の人は「精神科」を標榜する医療機関にかかることをおすすめします。心療内科のみを標榜している医師は「内科医」で、精神科での経験を積んでおらず、双極症には不慣れな場合があります。

## 受診してみないとわからないことも多い

以上は、あくまで一般的な特徴です。個別に独自の特色があったり、医療機関によっては該当しない場合もあります。

通院先を変えることは大きな冒険です。じっくり検討してほしいところですが、受診してみないとわからないことも多いです。しばらく通院してみて、ご自身の治療へのスタンスや希望に沿うかどうか、医師との相性がよいかどうかを判断しましょう。

## ポイント

★ 通院先はクリニック、精神科病院、総合病院、大学病院など様々。
★ 転院の必要なときは、自分の希望や条件に合った通院先を検討しよう。
★ 通ってみないとわからないことも多いので、しばらく通院して自分に合うかどうかを判断しよう。

# 8

# 認知行動療法を行う医療機関は少ない？　保険適用は？

Q　認知行動療法が保険適用になったそうですが、近くの病院ではやっていません。Web サイトを参考に自分なりにやってみましたが、やはり 1 人では難しいです。森田療法とは似ていますか？　また、認知行動療法を行うには、資格が必要なのでしょうか？

## 認知行動療法について

「認知行動療法」（CBT：Cognitive Behavioral Therapy）という治療法を聞いたことがある方は多いでしょう。一方で、双極症の治療として「認知行動療法を受けたことがある」という方は少ないようです。

ＣＢＴでは、ものごと、状況などを「どうとらえるか」「どう考えるか」という「認知」の部分と、その認知に基づいて引き起こされる「行動」を変化させることで、困りごとや病気の症状を改善していきます。

さて、人は置かれた状況や言われたことなどを、常に自分独自のフィルターを通して受け止めています。そのため、同じ出来事に遭遇しても、ＡさんとＢさんでは、その出来事に対してわき起こる感情も、その先の行動も違ってきます。

図　認知の違い

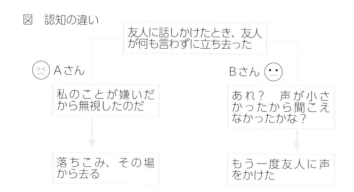

## 認知行動療法の流れ

　ＣＢＴでは、認知のゆがみによってわき起こる不安や抑うつなどの感情を和らげるようにトレーニングします。具体的な流れは、まずその人の困りごとや症状を聞き取ります。そして、対処するテーマを決めて、そのテーマに関連する情報をしばらく記録してもらいます。そして、現在の認知や行動を確認し、学習の理論に基づいて、患者さんの行動の変化を促していきます。大事なのは、助言を受けて、実際に行動してみること、また、自分の感情やもののとらえ方のクセを観察することです。

　施設や治療者にもよりますが、１回の面談は３０〜６０分ほどで、全体で十数回行うことが多いです。全体の期間としては、数か月から長くて１年くらいかかります。

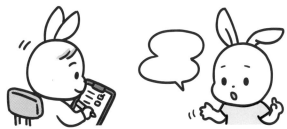

## 双極症と認知行動療法

　ＣＢＴはうつ病だけでなく、双極症、パニック症、強迫症など、多くの精神疾患で有用です。双極症では、抑うつ状態のときにはうつ病と同様のＣＢＴを行います。躁状態への移行期でも、できるだけ移行を抑えること、軽躁状態に留めることには役立ちますが、激しい躁状態になってしまってからの効果は現時点では不明です（状態によってはＣＢＴを行うこと自体が難しいでしょう）。

## 認知行動療法の保険適用について

　「保険適用」ですが、実はこれは狭き門です。ＣＢＴに関する診療報酬点数の記載を、以下に簡単にまとめました。

①医師が３０分以上かけて面接を行った場合、４８０点

②看護師により３０分を超える面接が行われ、その後医師により５分以上の面接が行われた場合、３５０点

③入院中でない患者さんのみが対象

④認知療法・認知行動療法に習熟した医療者が行う

⑤一連の治療に関する計画を作成し、患者さんに説明したうえで行う

「①医師によるＣＢＴ」「②看護師＋医師によるＣＢＴ」の２パターンのみが、保険適用になります。心理士がＣＢＴを行うイメージを持つ方は多いでしょうが、「心理士によるＣＢＴ」では保険適用になりません。自費診療であれば、ＣＢＴを行っている医療機関やカウンセリングルームは各地にあります。

２０１７年に「公認心理師」という国家資格ができました。今後、公認心理師がＣＢＴを行う場合も、保険適用となる流れが期待されます。

医師が３０分以上かけてＣＢＴを行った場合は、１点１０円として計算するので４８００円の診療報酬になります。一般的な診察のほうが同じ時間で多くの人を診ることができるため、ＣＢＴよりも高い診療報酬を得ることができます。また、ＣＢＴに習熟した医師は現状そう多くはありません。ＣＢＴを保険適用で行う医療機関が少ないのは、このようなことも影響しているでしょう。

## 「認知行動療法」と「森田療法」の違いとは？

最後に、ＣＢＴと「森田療法」の違いについてです。森田療法は歴史のある治療法で、いまでも森田療法を主とした治療を行っている精神科医はいます。

森田療法では、不安や抑うつというネガティブな感情も、「誰にでもある自然なもの」ととらえます。それらをありのままに受け入れて、困りごとに注目しすぎず、生活や人生に目を向け、ネガティブな感情をそのままに生きていくよう援助します。

## まとめ

「しっかりとＣＢＴを受けたい！　しかも保険適用で！」と考えている方は、ガッカリされたかもしれません。しかし、現在の精神科医の多くは、診察の中の短い会話でも、ＣＢＴのエッセンスをもとに、認知や行動に働きかけるような示唆や提案をしています。

現在の治療を続けながら、もっとＣＢＴが受けやすくなったときにトライしてもよいかと思います。本を読み、ＣＢＴの概要を知るだけでも効果的ですよ。

### ポイント

★ＣＢＴは双極症の抑うつエピソードや寛解期に有用な治療法である。
★保険適用でのＣＢＴは、現時点では限られた医療機関でしか受けられない。
★ＣＢＴの概要を知るだけでも価値があるので、一冊、本を読んでみよう。

# Ⅰ型とⅡ型の区別・診断は
# どうやってするの？
# 診断基準は？

9

**Q** 双極症のⅠ型とⅡ型の診断基準を教えてください。

双極症にはⅠ型とⅡ型の２つのタイプがあることを知っている方は多いでしょう。一方で、その詳細な診断基準についてはあまり知られていないと思います。

## 大ざっぱに言うと「躁状態の違い」

* Ⅰ型：激しい躁状態と抑うつ状態を繰り返す。躁状態は入院を要するレベル
* Ⅱ型：軽躁状態と抑うつ状態を繰り返す。軽躁状態で入院は必要ない。併存
　　　疾患が多い

抑うつ状態になるとⅠ型もⅡ型も同じように大きく沈みます（35ページ参照）。
　また、Ⅰ型に比べてⅡ型のほうが病気全体としても「軽い」と思われがちですが、それは違います。Ⅱ型は病気にかかっている期間全体のうち、抑うつ状態の占める割合がⅠ型より多いことが知られています。激しい躁症状はなく、入院になることは比較的少なくても、決して「軽い病気」とは言えません。
　Ⅰ型よりⅡ型に併存疾患が多いことも知られています。不安症、境界性パーソナリティ症、注意欠如多動症（ADHD）、各種依存症などです。併存疾患や誤診されやすい疾患についてはこちらを参考にしてください。

## 精神科ではこんな診断基準を使っています

現在の精神科医療では「ICD」と「DSM」という、２つの操作的な診断基準を使用しています。「操作的診断」というのは、「〇〇病に特徴的な症状〇個のうち、何項目が患者さんに該当するかをチェックし、〇個該当すれば〇〇病などと診断するやり方」のことです。この診断方法には「医師が表面上の症状しか注目しなくなった」「症状をピックアップするだけで診断するため、誤診が増えた」などの批判があります。その一方で、どの医師が診断しても同じ診断になる確率が上がったことは、患者さんにとっても、統計や研究においても、大きな利点です。

ＩＣＤは、ＷＨＯによる「疾病及び関連保健問題の国際統計分類」の英名の頭文字をとったもので、現在は１９９０年に改訂されたＩＣＤ-１０が使われています。２０１８年６月、ＷＨＯが約３０年ぶりに改訂したＩＣＤ-１１を公表し、わが国では２０１９年５月に承認されました。２０２２年１月に正式に発行される予定です。

　ＤＳＭは、アメリカの精神医学会による「精神疾患の診断・統計マニュアル」の英名の頭文字をとったもので、ＤＳＭは現在、第５改訂版のＤＳＭ-５が使われています。

　ＤＳＭ-５の診断基準

＊躁病エピソード

A．気分が異常かつ持続的に高揚し，開放的または易怒的となる．加えて，異常にかつ持続的に亢進した目標指向性の活動または活力がある．このような普段とは異なる期間が，少なくとも１週間，ほぼ毎日，１日の大半において持続する（入院治療が必要な場合はいかなる期間でもよい）．

B．気分が障害され，活動または活力が亢進した期間中，以下の症状のうち３つ（またはそれ以上）（気分が易怒性のみの場合は４つ）が有意の差をもつほどに示され，普段の行動とは明らかに異なった変化を象徴している．

　（１）自尊心の肥大，または誇大

　（２）睡眠欲求の減少（例：３時間眠っただけで十分な休息がとれたと感じる）

　（３）普段より多弁であるか，しゃべり続けようとする切迫感

　（４）観念奔逸，またはいくつもの考えがせめぎ合っているといった主観的な体験

　（５）注意散漫（すなわち，注意があまりにも容易に，重要でないまたは関係のない外的刺激によって他に転じる）が報告される，または観察される．

　（６）目標指向性の活動（社会的，職場または学校内，性的のいずれか）の増加，または精神運動焦燥（すなわち，無意味な非目標指向性の活動）

　（７）困った結果につながる可能性が高い活動に熱中すること（例：制御のきかない買いあさり，性的無分別，またはばかげた事業への投資などに専念すること）

C．この気分の障害は，社会的または職業的機能に著しい障害を引き起こしている，あるいは自分自身または他人に害を及ぼすことを防ぐため入院が必要であるほど重篤である，または精神病性の特徴を伴う．

D．本エピソード，物質（例：薬物乱用，医薬品，または他の治療）の生理学的作用，または他の医学的疾患によるものではない．

＊軽躁病エピソード

A．気分が異常かつ持続的に高揚し，開放的または易怒的となる．加えて，異常にかつ持続的に亢進した活動または活力のある，普段とは異なる期間が，少なくとも４日間，ほぼ毎日，１日の大半において持続する．

B．気分が障害され，かつ活力および活動が亢進した期間中，以下の症状のうち３つ（またはそれ以上）（気分が易怒性のみの場合は４つ）が持続しており，普段の行動とは明らかに異なった変化を示しており，それらは有意の差をもつほどに示されている．

（１）自尊心の肥大、または誇大

（２）睡眠欲求の減少（例：３時間眠っただけで十分な休息がとれたと感じる）

（３）普段より多弁であるか，しゃべり続けようとする切迫感

（４）観念奔逸，またはいくつもの考えがせめぎ合っているといった主観的な体験

（５）注意散漫（すなわち，注意があまりにも容易に，重要でないまたは関係のない外的刺激によって他に転じる）が報告される，または観察される．

（６）目標指向性の活動（社会的,職場または学校内,性的のいずれか）の増加，または精神運動焦燥

（７）困った結果になる可能性が高い活動に熱中すること（例：制御のきかない買いあさり，性的無分別，またはばかげた事業への投資などに専念すること）

C．本エピソード中は，症状のないときのその人固有のものではないような，疑う余地のない機能の変化と関連する．

D．気分の障害や機能の変化は，他者から観察可能である．

E．本エピソードは,社会的または職業的機能に著しい障害を引き起こしたり，または入院を必要としたりするほど重篤ではない．もし精神病性の特徴を伴えば，定義上，そのエピソードは躁病エピソードとなる．

F．本エピソードは，物質（例：乱用薬物，医薬品，あるいは他の治療）の生理学的作用によるものではない．


＊抑うつエピソード

A．以下の症状のうち５つ（またはそれ以上）が同じ２週間の間に存在し，病前の機能からの変化を起こしている．これらの症状のうち少なくとも１つは，（１）抑うつ気分，または（２）興味または喜びの喪失である．

（１）その人自身の言葉（例：悲しみ，空虚感，または絶望感を感じる）か，

他者の観察（例：涙を流しているように見える）によって示される，ほとんど1日中，ほとんど毎日の抑うつ気分（注：子どもや青年では易怒的な気分もありうる）

（2）ほとんど1日中，ほとんど毎日の，すべて，またはほとんどすべての活動における興味または喜びの著しい減退（その人の説明，または他者の観察によって示される）

（3）食事療法をしていないのに，有意の体重減少，または体重増加（例：1ヵ月で体重の5％以上の変化），またはほとんど毎日の食欲の減退または増加（注：子どもの場合，期待される体重増加が見られないことも考慮せよ）

（4）ほとんど毎日の不眠または過眠

（5）ほとんど毎日の精神運動焦燥または制止（他者によって観察可能で，ただ単に落ち着きがないとか，のろくなったという主観的ではないもの）

（6）ほとんど毎日の疲労感，または気力の減退

（7）ほとんど毎日の無価値感，または過剰であるか不適切な罪責感（妄想的であることもある．単に自分をとがめること，または病気になったことに対する罪悪感ではない）

（8）思考力や集中力の減退，または決断困難がほとんど毎日認められる（その人自身の言葉による，または他者によって観察される）．

（9）死についての反復思考（死の恐怖だけではない）．特別な計画はないが反復的な自殺念慮，または自殺企図，または自殺するためのはっきりとした計画

B．その症状が，臨床的に意味のある苦痛，または社会的，職業的，または他の重要な領域における機能の障害を引き起こしている．

C．そのエピソードは物質の生理学的作用，または他の医学的疾患によるものではない。

DSM-5　精神疾患の診断・統計マニュアル　（医学書院より引用）

　躁病エピソードと軽躁病エピソードで見られる症状は、Bの（1）～（9）に示すように、同じです。症状の持続期間や程度がポイントとなります。「躁病エピソード」に記載の症状が「1週間以上」続くことが一度でもあれば「I型」と診断されます。症状の程度は仕事、家庭、経済状況、人間関係に重大なダメージを及ぼし、そのダメージを回避するために入院を必要とするレベルです。

　抑うつエピソードは双極症I型の診断には必須ではありません。「軽躁病エピソード」に記載の症状が4日以上続くことが一度以上、さらに「抑うつエピソード」に該当する状態が2週間以上続くことが一度以上あれば「II型」と診断されます。

症状の程度は社会生活に深刻な影響は認めないレベルに留まります。Ⅰ型と異なり、Ⅱ型の診断では「抑うつエピソード」の存在が必須です。「抑うつエピソード」はⅠ型、Ⅱ型どちらでも社会生活に支障のあるレベルの症状を認めます。軽躁病エピソードで入院はしないⅡ型でも、抑うつエピソードでの入院はありえます。

躁病エピソード、軽躁病エピソード、抑うつエピソード、どの場合でも普段のその人とは明らかに違った様子であること、また、エピソード中は症状がほとんど一日中持続することがポイントです。ある日のうちの2時間だけ躁状態である、もしくは、ある日は一日中躁状態だったが翌日は落ち着いている、などといった経過の場合は「エピソード」にはカウントされません。

まとめると、以下のようになります。

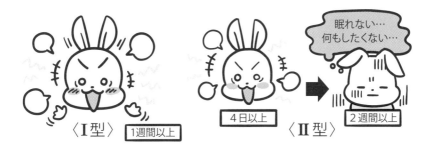

〈Ⅰ型〉 1週間以上

4日以上 〈Ⅱ型〉

眠れない… 何もしたくない…

2週間以上

このような診断基準と照らし合わせながら、双極症のうちⅠ型なのかⅡ型なのかを鑑別します。ただ、軽躁病エピソードは本人や家族が「普通の状態」と認識していることが多々あり、医師側から軽躁病エピソードの有無を細かく質問しても、うつ病と双極症Ⅱ型を見分けることが難しい場合があります。迷うときに、どちら寄りに診断するかは医師の間でばらつきがあります。躁転のリスクに重きをおく場合は双極症と診断し、当面の病名の受け入れに重きをおく場合はうつ病と診断するかもしれません。

また、「軽躁」と「躁」の区別も難しいケースがあります。どちらも症状にはグラデーションがあるため、Ⅱ型の中でも躁症状が比較的激しいケースや、Ⅰ型の中でも躁症状が比較的激しくないケースの場合、診断に迷うことがあります。その場合は、経過を見て診断が変更されることがあります。加えて、軽躁病エピソードしか見られなかったためⅡ型に診断されていた方が、その後躁病エピソードに該当する症状を呈した場合は、診断がⅠ型に変更されます。

双極症Ⅱ型からうつ病に診断変更されることもありえますし、パーソナリティ障害など、気分障害以外の診断に変わることもあります。

新たな情報が追加されれば、その情報を加味して診断が変更されます。明らかに

Ａでない病状・経過を示しているのにＡと診断されている場合は誤診ですが、上記のような診断の変更は誤診とは言えません。

**ポイント**

★ Ⅰ型とⅡ型の一番の違いは、躁状態のレベルが「軽度」なのか「重度」なのか。

★ Ⅱ型は躁状態が軽いからといって、単純にⅠ型より病状が軽いとは言えない。

★ その時点で確認された情報により診断がなされ、以後、変更される可能性はある。

# 10 Ⅰ型とⅡ型はまったく別の病気の可能性がある？

Q 双極症Ⅰ型とⅡ型は、まったく別の病気だと感じています。Ⅱ型のほうがほかの精神疾患との併存が多く、特徴的な性格傾向があるとも聞きました。Ⅰ型とⅡ型の違いをどう考えたらよいでしょうか？

## 性格傾向について

性格傾向については、病気の発症前期の変化である可能性を排除できないため、「双極症の病前性格は○○である」と言い切ることは困難です。

最近では患者さんもインターネット上で情報を得やすい環境になり、自身でⅡ型のチェックリストを自分にあてはめて症状を訴えてしまうこともあります。精神科医の側も、Ⅱ型を疑えば疑うほど、Ⅱ型に寄せて診断してしまう懸念があります（29ページ参照）。

また、「Ⅱ型のほうが併存疾患が多い」「Ⅱ型のほうが○○な性格の人が多い」という理由だけで、「Ⅰ型とⅡ型はまったく別の病気」とは言いがたいです。

## 過去の研究を参照することの限界

過去の研究では、「双極症Ⅱ型の人の家族にはⅡ型の人が有意に多い」という報告があります。その研究から「Ⅰ型とⅡ型は遺伝的に違う病気ではないか」と考えられました。ただ、その研究は1980年〜1990年代のもので、双極症を以下のように分類して調査していました。

- Ⅰ型・・・抑うつ状態での入院歴あり、躁状態での入院歴あり
- Ⅱ型・・・抑うつ状態での入院歴あり、躁状態での入院歴なし
- その他・・・抑うつ状態での入院歴なし、躁状態での入院歴なし

現在では、「その他」に分類された抑うつ状態での入院歴のない人も、双極症Ⅱ型と診断されます。当時といまでは「双極症Ⅱ型」の概念、精神科医のⅡ型の認識レベルや、診断の際にどれだけⅡ型を考慮するかという姿勢も大きく変化しています。よって、過去の研究をどれだけ信頼性のあるものとして判断の根拠にするかは難しいところです。

　次に、カロリンスカ研究所による、双極症Ⅰ型とⅡ型患者の脳の「皮質」と呼ばれる部分の「容積」「厚み」「表面積」を分析した近年の研究を紹介します[1]。

・患者の前頭部、側頭部、内側後頭部で、皮質の「容積」「厚み」「表面積」の異常があった
・健常の対照群と比べて、Ⅰ型・Ⅱ型患者のどちらも「前頭部」の皮質の「容積」「厚み」「表面積」の低下があった
・「側頭部」と「内側後頭部」の変化はⅠ型患者でのみ認められ、皮質の「容積」と「厚み」の低下が著明だった

　双極症患者さんの脳では健常者にはない形態異常があり、さらにⅠ型とⅡ型ではその形態異常に違いが認められたという結果です。今後はMRI検査が双極症の診断、またはⅠ型とⅡ型の鑑別の客観的な指標となる可能性があります。
　一方で、双極症は気分エピソードを繰り返すことで（とくに躁病エピソード）、認知機能障害をきたすことが知られていますが、発症以前からこのような変化を認めるのか、病気の症状による変化によるものかまではわかっていません。

## どこまで細分化するか？　その意味はあるのか？

　統合失調症やうつ病でも、その中には特徴的ないくつかの型があります。それをどこまで分類するか、また、「別の病気」ととらえるかは難しいところです。「別の病気」とすることのメリットは、現時点ではあまりなさそうです（Ⅰ型とⅡ型で治療や配慮が異なることはまた別の話です）。
　歴史的に、病気のカテゴライズ、診断基準については「検討され、とりあえずの見解の合意に至り、また修正され」を繰り返しています。現時点では、双極症のⅠ型とⅡ型は「上下に気分の変動する病気」という点で同じグループに属するとされています。
　また、「単極性のうつ病〜双極症Ⅱ型〜双極症Ⅰ型」と、双極傾向のスペクトラムを想定した考え方もあり、それらを明確に線引きすることは困難です。
　精神科医のⅡ型への意識は高まっており、軽躁の気づきも早くなっています。よって、早期に気分安定薬を開始し、本来Ⅰ型の患者さんが軽躁レベルにしか気分が振れないケースも増えているでしょう。この場合、躁状態に至らないので、「Ⅱ型」と診断されますが、その後に躁の波がやってきて「Ⅰ型」と診断変更されるかもしれません。

まとめ

　研究レベルでは、Ⅰ型とⅡ型の違いは今後も検討されるでしょう。いずれ「まったく違う病気」と言われる日が来るのかもしれません。一方、臨床の場では、Ⅰ型とⅡ型が同じカテゴリーに属するのか、まったく違う病気であるかは、それほど重要ではありません。それぞれの特徴を把握したうえで、薬物治療を継続し、日常の注意点を意識して過ごすことが大事です。

＊1　Abe C. et al. (2015)J Psychiatry Neurosci.7.41:150093,

ポイント

★Ⅰ型とⅡ型では様々な違いがあるが、まったく違う病気かどうかは現時点ではわからない。

★過去の研究結果を評価することは難しく、現在の診断基準に即した研究が待たれる。

★Ⅰ型、Ⅱ型それぞれの特徴や注意点を知り、病状のコントロールに役立てよう。

# 気分の波は誰にでもある？
# 正常と病気をどう判断する？

Q　双極症と診断されましたが、たまに気分が落ちる程度で「このくらいなら病気とは言えないのでは？」と思います。病的な気分の波とそうでないものはどう区別するのでしょうか？　また、友人に打ち明けたところ「それくらいの波はみんなある」と言われ、今後のつきあい方に悩んでいます。

「自分に不備はなかったのに上司に怒られ、落ち込んだり、いらだったりする」
「好きな人と楽しい時間を過ごして、気分が高揚する」
　このような気分の揺れは誰にでも見られるもので、何の問題もありません。
　その一方、双極症で見られる気分の波は、健康な人に見られる気分の波とは違います。だから「病気」であり、治療が必要なのです。
　気分に関する病気をひとくくりにして「気分障害」と呼びますが、その気分の傾向は一過性のものではなく、少なくとも数日間は持続し、心身の苦痛や社会的な困難を伴います。

## 主な「気分障害」について

　まず、気分障害に含まれる代表的な精神疾患を示します。

*主な「気分障害」
・うつ病：ほとんど1日中、ほとんど毎日の、抑うつ気分、興味や喜びの喪失、食事や体重の変化、睡眠の障害、活動性の低下、著しい疲労感、罪責感、集中力の低下、自殺念慮が主な症状。このような状態が2週間以上続く。
・反復性うつ病性障害：上記の抑うつエピソードを、寛解期をはさんで繰り返す。
・気分変調症：うつ病より軽度の抑うつエピソードが2年以上持続する。気分症状は軽度だが、1年の大半を抑うつ状態で過ごすので、苦痛や社会的機能の障害の程度は強い。
・双極症Ⅰ型：爽快気分、怒りっぽさ、活動性の亢進、自尊心の肥大、睡眠欲求の減少、注意散漫、目標指向性の行動の増加、浪費など問題となる行動への熱中が主な症状である「躁病エピソード」と「抑うつエピソード」と落ち着いた状態の「寛解期」を繰り返す。
・双極症Ⅱ型：軽度の躁症状を呈する「軽躁病エピソード」と「抑うつエピソ

ド」と「寛解期」を繰り返す。

・気分循環症：軽躁病エピソードより軽度の上向きの波と、抑うつエピソード
より軽度の下向きの波を繰り返す。

## 診断基準に該当するか、十分に検討される

診断基準と照らし合わせて、その人が「病気」と呼べる状態にあるのかどうか判断します。そのため、「上司に怒られて、その夜は落ち込んだ」「恋人とのデートでウキウキした」のような正常な気分の動きを「病気」と判断することはありません。ただし、正常との境界に近いケースでは医師によって判断が変わる可能性があります。

気分のよい状態が「躁レベル」であれば、「抑うつエピソード」がなくても「双極症Ⅰ型」と診断されます。また「躁病エピソード」か、躁症状と抑うつ症状が交じり合った「混合エピソード」が一度でもあればⅠ型と診断できます。

Ⅱ型の診断には「軽躁病エピソード」と「抑うつエピソード」のどちらも必要です。今までに一度も2週間以上続く、ひどい抑うつ状態がなかったのであれば、診断を満たしません。

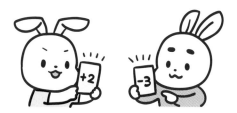

## 「気分の波は誰にでもある」と言う人へ

明確な自覚症状と社会生活への支障がある双極症のケースでも、周囲からは「誰にでも起こる気分の変化」と認識されてしまうことがあります。

しかし、軽躁状態とは健康な人の「少々気分のいい状態」ではなく、前述のような複数の症状をきたし、周囲から見ても明らかに普段のその人とは「違う」と感じられる状態です。抑うつ状態も同様です。ただ、抑うつ状態はいかにも「病気っぽい」様子なのに対し、軽躁状態は普段とは違うけれど、「よくしゃべって陽気だな」くらいにしか他者から感じられないことが多いです。

## 友人との関係をどうするか？

友人とのつきあいは、その友人とどうなりたいと思っているかによります。今、以下の2つのどちらに近い気持ちでしょうか？

A：友人の言動に嫌な思いはしたけれど、自分もこの病気になるまでは、双極症のことは知らなかった。友人はこれからも大事にしたい人。少しずつ理解を求めていこう。

B：友人の言動でとても嫌な思いをした。病気について一向に理解してもらえない。治療を続ける気持ちをくじかれた。今後つきあいを続けるのは難しい。

Aなら、双極症の本や冊子などの情報を提示し、「理解は難しいかもしれない。でも、あなたとよい関係でいたいから、この病気について少しずつ知ってほしい。私もあなたの困っているときには支えになりたい」などと伝えましょう。落ち着いて話をするための機会をつくってもらうことが大切です。また、話し合いは気分症状のないときにしてください。

Bなら、距離をとった方がよいでしょう。それでも出会ってしまう関係の人であれば、当たり障りのない話題に留めるようにしましょう。

### 自分と違う属性の人への理解は乏しいもの

人はみな変化していくものです。今は理解のない人であっても、今後いろいろな経験をする中で、精神疾患や社会的に少数派の人たちへの理解を深める可能性はあります。小・中学校時代に、無知や思慮の浅さ、多様性への不寛容さから、「みんなと少し違う」誰かを十分に知ろうともせずに、不用意な発言で傷つけてしまったことはありませんか？　誰しも自分と違う属性の人への理解は乏しいものです。

お互いのことを「知りたい」と思い、交流していくことで、相互理解は深まります。その友人が今後、考えを変えるか、一生変えないかはわかりませんが、もし「あのときは病気の知識がなくて、不用意に傷つけてごめんね」と友人が言ってきたなら、一度は話をする機会をもってほしいと願います。

### ポイント

★双極症の気分の波は、健康な人に見られる気分の波とは明らかに異質なものである。

★診断基準の変更や医師の判断により、「正常」と「病気」の境目は揺れ動くことがある。

★知識や経験がないと「正常」と「病気」について正しい認識を持つことは難しい。

# 12 躁状態の兆候に気づくための コツとは？

Q 気分レベルを記録してグラフにしていますが、躁状態の気分の変化に気づけません。何かいい方法はないでしょうか？

　双極症では気分の波に早めに気づいて対処することが大事ですが、抑うつ状態への変化と比べて、躁・軽躁状態への変化には気づきにくいものです。その兆候に気づけず対処しないままでいると、躁状態に発展し、自身が病気であるという認識を失い、治療の必要性も感じられなくなります。最悪の場合は望まない形での入院となり、大事な人との関係、社会的な地位、財産を失ってしまうことすらあります。

## なぜ躁・軽躁状態の兆候に気づきにくいのか？

　躁・軽躁状態の兆候に気づきにくい理由として、以下のことが考えられます。

＊抑うつ状態
- ・苦痛に感じる
- ・気分の落ち込みを回避したい心理が強い
- ・生活への支障が大きい
- ・周囲からも「不調」と認識されやすい

＊躁・軽躁状態
- ・苦痛でない
- ・気分が上がることを望む心理がある
- ・自身も周囲も「通常気分の元気な状態」と区別がつきづらい

## 本人が気づきにくい理由とは？

　抑うつ状態は心身ともに非常につらいので、本人も警戒します。「少し気分が落ちているようだ」「悲観的な考えが湧いてくる。もしかして？」と、自らピンときて、早々に家族や主治医に相談するでしょう。
　一方、躁・軽躁状態は、イライラの症状を伴う場合は本人も苦痛に感じることはあるものの、基本的には気分は爽快で、何でもやれそうな万能感に満ち、心地よい状態です。「抑うつ状態のときにできなかったことを取り戻そう」と考えたり、「できるだけ躁・軽躁が長く続いてほしい」と望む人もいます。兆候に気づいても「い

や、これくらいなら通常気分の範囲内だな」と、軽視してしまう傾向にあります。

## ② 「普通」の自分との区別がつきづらい

当たり前のことですが、「躁・軽躁の自分」も「通常気分の自分」も同じ人です。短時間で一気に躁転する場合は別として、じわじわと移行する場合、明確に「ここから躁」と線引きすることは困難です。本人も周囲も「なんだか元気だけど、これが本来の自分（家族）だよね」「やっと本調子になってきた」ととらえがちです。

## ❸ 躁状態への移行に気づくコツ

では、躁状態への移行に気づくためにどんな工夫が考えられるでしょうか？

### ① 支援者の方を借りる

まだ診断から間もない双極症の方、自分なりに記録・対処しているのに気分の波に翻弄されている双極症の方は、家族や親しい友人、通所先の職員など、他者に積極的に支援を求めましょう。同居する家族がいても、どのようにサポートするべきか具体的な知識のないケースも多いです。「気分の変化の予兆に気づくことが大事な病気。症状をコントロールして安定した自分でいたいし、あなたとよい関係を保ちたいので協力してほしい」とお願いしてみましょう。

### ② テンションマッチングゲーム

家族や支援者と一緒に行う、ゲーム感覚の気分確認方法です。日々の気分レベルの記録はすでに実行されている方も多いと思います。一方で、その数値が客観性のあるものかどうかは自信のない方もいるでしょう。－10～＋10の21段階の数字が書かれたカードを2セット作ります（数字は－5～＋5など自分が確認しやすい範囲でOKです）。

「今日の（本人の）気分はどれくらいか？」を、本人と支援者がお互いにカードを1枚選んで見せ合います。数字が同じか近ければ、認識が合っているということです。数字が離れている場合は、なぜこの数字を選んだか確認しましょう。本人の現状のとらえ方が甘いという厳しい場合もあれば、支援者側が気づいていないという要素があるかもしれません。このゲームを繰り返すことにより、次第にどの状態においてもお互いが出す数字が近くなることが期待でき、躁・軽躁状態への移行に気づく可能性が高まります。

## 数値化しやすい活動を指標にする

3つ目は、気分レベルの数値化が苦手な方におすすめの方法です。気分レベルより具体的に数値化できる活動をピックアップして気分の指標とします。

・睡眠時間　　　　　　　　　　　　　・1日のうち、外で過ごした時間
・日常活動以外の特別な用事　　　　　・イベントの数
・1日に使った金額　　　　　　　　　・1日に会った人の数
・スマホを触っていた時間　　　　　　・読んだ本の数
・たばこの本数　　　　　　　　　　　・音楽を聴くときの音量
・行動範囲（○km圏内、2駅圏内など）・コーヒーの杯数

上記の項目から1つ選び、毎日記録してみましょう。どの指標が自分の気分をぴったり表しているかは、やってみないとわかりません。余裕があればいくつかの指標を記録し、もっとも躁・軽躁状態への移行に連動する指標を見つけましょう。これ以外の指標でもよいですが、○回、○分と数えられる指標を選んでくださいね。

## 過去の躁・軽躁エピソードを振り返る

すでに気分の波を繰り返しているのに、まったく躁転の傾向に気づけない人は、これから一歩ずつ進めていきましょう。1つの躁・軽躁状態が落ち着いた後に、支援者や治療者と一緒に、どんなことがその予兆だったかを振り返り、意見をすり合わせましょう。自身では気づかないけれど、周囲の方が気づいているサインは意外にあります。また、ヒントを得られたら、次に活かすためにノートやアプリに記録しましょう。「いまって通常気分？　ちょっと躁が入ってきている？」と迷うときに、その記録を確認するといいですね。

## 躁・軽躁状態のデメリットを認識する

前述した通り、多くの人が（とくに発症して間もないころ）、躁・軽躁状態への移行を期待してしまう心理があります。

「本来の元気さを取り戻しているだけ」「今回は軽い躁状態でずっとキープできる気がする」……悪魔のささやきが頭の中に浮かんできます。こんなときには、躁・軽躁状態のデメリットを認識しておくことが役立ちます。買い物のしすぎ、家族とのケンカ、職場でのトラブル、車の事故など、自責や恥の気持ちが伴うエピソードを蒸し返すのはつらいですが、同じことを繰り返さないことが最も大事です。記録をつけて、悪魔の誘惑に負けそうなときはその記録を確認しましょう。

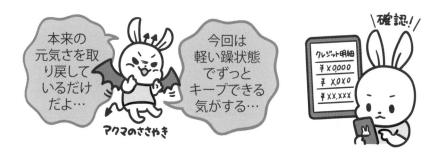

　どんな兆候、またはそのレベルが「躁・軽躁状態」の危険ゾーンなのかは個人差があります。「この兆候が出たら早急に受診する」「この数値を超えたら活動を抑える」などのルールを設定しておき、その数値に達したら支援者や治療者と共有し、決められたルールを守ると約束しておきましょう。通常気分モードの時期に話し合い、決めておくのがポイントです。

ポ　イ　ン　ト

　★ 抑うつ状態のサインに比べて、軽躁・躁状態のサインには気づきにくい。
　★ 気分の変化のサインに気づくには、記録の習慣化が必須。簡単な記録から
　　始めてみよう。
　★ 誰かの助けを借りることで、より早く、サインに気づきやすくなる。

# 13 「軽躁状態」と「寛解」の判断が難しい人へのヒント

Q　不安が少なく、やる気に満ちているときを「軽躁」、やる気はそんなにないけれども、日々の生活に必要な活動はできるところを「フラット」と自分では認識しています。この判断基準は妥当でしょうか？

軽躁状態とフラットな寛解期の状態をどこで線引きするかは、患者さん本人も家族もハッキリわからないことが多いものです。

「不安が少なく、やる気に満ちている」という短い文章からは、どの程度の気分レベルであるか判断できませんし、その程度によっては寛解期を「不安が少なく、やる気に満ちている」と表現できるかもしれません。

「やる気はさほどないけれど、日常生活に支障はない」と表現される状態も、細かくうかがうと抑うつ状態のレベルかもしれません。

## そもそもフラットな「寛解期」とは？

寛解期は簡単に言うと、「気分症状を認めない時期」です。「気分症状」とは、抑うつ・軽躁・躁などの気分変動からくる症状のことです。

＊抑うつエピソードで見られる症状
①気分が落ち込む
②興味や喜びを感じにくい、まったく感じない
③食欲がなくなる or 増える
④眠れない or 眠りすぎる
⑤焦りが強い or 考えも行動も止まってしまう
⑥疲れやすい、だるい
⑦自分を責める
⑧集中力に欠ける
⑨死にたい気持ちになる
＊軽躁病・躁病エピソードで見られる症状
①気分が高揚する、ハイになる
②怒りっぽくなる
③自分が偉くなったと感じる

④目標に向かって活動することが増える

⑤リスクを過小評価した行動を認める（浪費、性的逸脱など）

⑥少ししか眠らなくても元気である

⑦注意が散漫になる

⑧よくしゃべる

⑨アイデアがどんどん浮かんでくる

上記のような症状が認められないなら、「ノフット」な状態にあると考えてよいでしょう。

すべての項目に「該当しない」と言い切れる状態なら判断はたやすいですが、いくつかの項目に少しは該当しそうな状態だと、「フラットなのかどうか」の判断は難しくなります。

自身の状態を適切にチェックするためのヒントを次に示します。

### 客観視しやすいポイントを現状の判断の補助に

スマホのアプリでも52ページに示した記録表でもかまいませんので、やりやすい方法で気分の波を可視化していきましょう。

### 睡眠時間を基準に

前述の抑うつエピソード、躁病エピソードで見られる症状には、どちらも「睡眠」の項目があります。まずは、「睡眠時間が〇時間とれていたらフラットの時期のようだな」とゆるく判断しましょう。睡眠時間は双極初心者さんにはわかりやすい判断基準になると思います。

そのほかの例もあげますので、ご自身が使いやすそうな判断基準をいくつか組み合わせると精度が上がるでしょう。

### イレギュラーなイベントを基準に

その日のイレギュラーな出来事を記録した場合は、「イレギュラーな予定を2つ以上入れているときは、少し上がっている気がする」「1つまでならフラットと言えそうだな」「予定をまったく入れていないのは、気分や意欲が落ちていることの表れかも」などと判断します。

### 金銭感覚を基準に

お金の使用状況を記録した場合は、「1日に5000円以上使った。すでに今月の予算を使いきりそう。少し軽躁に入っているかも」「1万円以上の買い物は家族と相談できている。フラットだな」「極端にお金を使っていない。抑うつ傾向かも」

などと判断します。

### ○○○ うちゅの 判断の 目印に

日課のようにする趣味・読書・運動習慣などがある場合は、その時間を記録し、「5時間もぶっ通しでやっていた。軽躁状態かもしれない」「1時間くらいで終えた。まあフラットかな」「10分も集中できないし疲れてしまう。気分が落ちているようだ」などと判断します。

### ○○○の 増や体 の 目印に

気分の変動とともに食事量が変化する人は、食事量や体重を記録し、「○kgを切っている。気分が上がってきているようだ」「○kgをキープできている。フラットの範囲にいるな」「○kgを超えてきた。過食は抑うつのサインだ」などと判断します。

### ○ 1人だけで考えようとしない

各気分症状で見られる主な症状を理解し、気分レベルの判断材料となりえる「マイ指標」を持つことがポイントですが、さらに重要なポイントは「誰かに協力してもらって他者目線でチェックをすること」です。「周囲の人から見たあなたの気分レベル」と「あなたの感じている気分レベル」には、ギャップがあることもしばしばです。

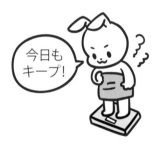

今日もキープ！

近しい人に「今、自分ではフラットな状態と感じているんだけど、どう見える？」「少し睡眠時間が短くなっているんだけど、軽躁の症状は感じる？」などと、定期的に聞いてみましょう。これを繰り返すことで、あなたもその周囲の人も、気分レベルの把握の精度がアップします。

### ポイント

気分症状にどんなものがあるのかを知り、該当するかどうかのチェックをしよう。

気分レベルの判断の補助となる「マイチェック項目」を設定して、記録をつけてみよう。

1人で判断するのではなく、家族や支援者と一緒に定期的な気分チェックをしよう。

# 睡眠・覚醒リズム表

| | 年 | 月 |
|---|---|---|

| 氏　名 | |
|---|---|
| 記入者 | |

| | （午前） | （午後） | 気分 | 日常行動 |
|---|---|---|---|---|
| | 0　2　4　6　8　10 | 0　2　4　6　8　10 | -2 -1 0 1 2 | |

| 1日（　） |
| 2日（　） |
| 3日（　） |
| 4日（　） |
| 5日（　） |
| 6日（　） |
| 7日（　） |
| 8日（　） |
| 9日（　） |
| 10日（　） |
| 11日（　） |
| 12日（　） |
| 13日（　） |
| 14日（　） |
| 15日（　） |
| 16日（　） |
| 17日（　） |
| 18日（　） |
| 19日（　） |
| 20日（　） |
| 21日（　） |
| 22日（　） |
| 23日（　） |
| 24日（　） |
| 25日（　） |
| 26日（　） |
| 27日（　） |
| 28日（　） |
| 29日（　） |
| 30日（　） |
| 31日（　） |

床についていた時間帯：

睡眠薬を飲んだ時間：　✕

眠りの状態：　ぐっすり眠った　　　うとうとしていた　　　眠らずに床についていた　　　床についていなかった

気分の状態：　（＋2）絶好、　（＋1）好、　（0）普、　（−1）少し悪い、　（−2）ひどく悪い

外出した時間帯：

日常行動：　日常生活の行動を記載して下さい。　たとえば「図書館に行った」など

記入者一注：以下の目的で、気分と日常行動の項目はご本人以外のご家族にもつけてもらう場合があります。
　1.　主観と客観のずれを確認する。
　2.　ご本人が、他者の評価を受け入れる手助けにする。

# 14

# 病気と上手につきあえる人の
# 傾向とは？

最近、気分の波をコントロールできるようになったような気がします。
病気がよくなりそうな人の傾向として、どんなものがありますか？

## ポイント　病気を受け入れられているか

　双極症に限らず、自分の病気を受け入れることができてからが、治療の本当のスタートです。診断を受けてから長い間、病気を否認（認めないこと）し、受容（受け入れること）が進まなければ、通院を続けていたとしても、治療はうまくいかないことが多いでしょう。発症後はしばらく受診していても、自己判断で内服や通院を「もういらない」「もう大丈夫」などと判断し、通院が途絶えてしまうこともしばしばあります。

　「発症後どれだけ早く本腰を入れた治療が開始できるか」「安定を得られるまで切れ間なく治療を続けられるか」。この2つが運命の分かれ道でしょう。

## ポイント　治療者との関係がよいであるか

　次に、治療者との関係がポイントとなります。現在の、あなたと主治医の関係はどうでしょうか？　下の項目について、どちらにあてはまるかチェックしてみましょう。

・診察時に伝えたいこと、聞きたいことを話せる時間が　　ある・ない
・何でも話せる雰囲気が　　ある・ない
・治療や回復について　　一緒に考える態勢・医師が決める態勢
・自己判断で薬を減らしたこと、生活が乱れていることなどを
　隠さず言える・言えない

　医師側が、これらのことに配慮して診査する必要があるのですが、十分でない場合もあるようです（自戒をこめて）。現在、主治医と良好な関係にない方は、望んでいることを主治医に伝えましょう。治療に真剣に取り組みたい意向を示すことも大切です。

3つ目は、最初からできる人は少ないポイントです。たとえば、糖尿病と診断された人が、食事などの生活習慣を改めるよう促されたとします。処方されたお薬をきちんと飲める方はそれなりにいる一方で、地味で長期戦となる生活の改善に早々と取り組める方は少ないでしょう。体の別のところにも影響が出てきて、やっと真剣に取り組むという流れに似ています。双極症の場合も、気分の波を繰り返し、ラピッドサイクラーになってしまったり、認知機能障害が通常気分の時期にも残るようになってから、やっと真剣に取り組むようになるケースは多いです。しかし、その場合の予後は厳しいと言わざるをえません。

生活リズムを正す、過度な刺激や活動を避ける、気分の波を記録するなど、地味でコツコツ続けるほかない作業に早々に取り組める人は、そうでない人より良好な経過となるでしょう。

双極症には多くの併存疾患（合併症）があります（62、66、69ページ参照）。

Ⅰ型に比べてⅡ型の人は併存疾患を持つことが多く、半数以上の人に見られるとも言われているので、読者の多くが何らかの疾患を併存しているでしょう。もし、併存疾患がなければ、病状のコントロールにおいて有利な可能性があります。

同居する家族、離れて住んでいても協力態勢のある家族、友人、知人、職場の同僚など、心の支えになってくれる人がいる場合は、病気の回復・安定において大きな力になることでしょう。

病気と向き合っていく、つらく果てしないと感じる作業を、支え、寄り添い、あなたの存在を病気ごと肯定してくれ、ときに厳しくも的確な言葉をくれる──1人でもそんな人に巡り合えていたら、治療を続けるにおいて、こんなにも心強いことはありません。いま理解ある家族や友人が少なく、心の支えになる人に巡りあえていない場合でも、あきらめず、対人アンテナを張っておきましょう。

「不快」「できていたことができなくなる」「治療にお金がかかる」など、病気に対するネガティブなイメージはいくらでもあげられますが、ポジティブなイメージを思い浮かべられる人はまれだと思います。

まずは、病気の受容のプロセスが欠かせませんが、そのうえで、病気になったからこそ感じうること、マイナスをプラスに変えていく発想を自分の中に見つけて

いってほしいと思います。

- 予定した活動が予定通りに行えることを幸せだと感じられる
- 病気のつらさを経験したことで、人のつらさに配慮できるようになる
- 自分を受け入れてくれ、変わらずそばにいてくれる人の存在に気づく
- 「抑うつ状態のつらさに比べたら大したことない」と思えるタフさが身につく
- 病気を通して失ったものがあっても、その大切さを身にしみて感じられる
- 無茶な生き方に対して、病気が警鐘を鳴らしてくれたと感謝する
- 「朝起きられて、食事がおいしいと感じられて、穏やかに人と交流できる」、そんな当たり前のことが当たり前でないと分かる
- 病気になったことで得られた、人とのつながり
- 人生について、自分について、深く知るきっかけを与えられたと感じられる

　病気になったことのポジティブな側面も、考えてみるとたくさんありますね。「物事は多面的」であると、意識するようにしましょう。もし、あなたがすでに双極症になったことのよい面に目を向けられているなら、病気と上手につきあっていけると思います。

ポイント

- ★ 気分症状のコントロールがうまくいきやすい人の傾向や特徴を把握しよう。
- ★ 自分に該当すること、しないことをチェックし、工夫できることにはトライしてみよう。
- ★ 病気のポジティブな側面が1つも思いつかない人は、一度ゆっくり考えてみよう。

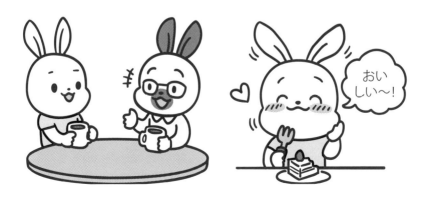

おいしい〜！

# 15

# 寛解期にきちんと服薬を
# 続けていても再発する？

私は双極症のⅡ型です。今は気分安定薬などを飲んでいて、寛解状態です。薬をキチンと服薬していても再発のリスクは高いのでしょうか？　何が再発のトリガー（引き金）になるのでしょうか？

双極症は「軽躁病・躁病エピソード」と「抑うつエピソード」、気分症状のない「寛解期」を繰り返す病気です。内服薬や生活の心がけで再燃・再発のリスクは抑えられますが、１００％ではありません。

## 双極症の気分エピソードの再燃・再発率

では、まずは、どのくらいの期間でどのくらい再燃・再発が起こるかについての数字を見てみましょう。

２０１７年の研究では、以下のような結果が報告されています[1]。

- 初回発症の気分エピソード後の成人において、再燃・再発の気分エピソード出現までの平均期間は１.４４年。
- 気分エピソードが再燃・再発する割合は、最初の１年目で４４％。２年目は１９％（１年目の再燃・再発者は除かれる）
- 気分エピソードが再燃・再発する割合は、Ⅰ型よりもⅡ型のほうが高い。
- 気分エピソードが再燃・再発するリスクは、気分エピソードの診断を満たさないレベルの症状が持続していた患者で高い。

２年以内に６０％超の人に「抑うつ」か「躁」・「軽躁」いずれかの気分エピソードが出現しているという結果を考慮すると、長期的にはさらに多くの方が再発すると考えられます。

## 服薬による再発予防

寛解に至っても薬物治療を続ける「維持療法」は再燃・再発の予防に役立ちます。しかし、躁病エピソードの再発予防についての研究は豊富な一方で、抑うつエピソー

ドの再発予防についての研究は少ないです。また、Ⅱ型の方の研究は、Ⅰ型に比べて遅れているのが現状です。

　ＣＡＮＭＡＴ／ＩＳＢＤ゛(Canadian Network for Mood and Anxiety Treatments／International Society for Bipolar Disorders) の「双極性障害の患者管理のためのガイドライン」で維持療法に推奨される薬剤を以下に示します。

　Ⅰ型では、躁病、抑うつ、どちらのエピソードの再発予防効果も明らかな、リチウムとクエチアピンが第１度推奨薬です。

| リチウム | 自殺予防効果が示されている唯一の向精神薬で、脳の白質体積の減少予防効果があることもわかっています。維持療法としては保険適用外です。 |
| --- | --- |
| ラモトリギン | 躁病エピソードの予防効果はやや劣るものの、抑うつエピソードの再発予防効果がリチウムより高いため、抑うつエピソードが躁病エピソードより目立つ人、軽度の抑うつ症状がなかなか改善しない人に推奨されます。 |

　Ⅱ型では、第１度推奨薬として、１番にクエチアピン、２番にリチウム、３番にラモトリギンが勧められています。Ⅱ型では抑うつエピソードの長さが問題で、患者さんも抑うつ状態への移行を心配されることが多いため、軽躁病エピソードより抑うつエピソードの再発予防に重点がおかれる傾向にあります。

　第２度推奨薬としては、抗うつ薬のベンラファキシン（日本では保険適用外）が挙げられています。ベンラファキシンはリチウムより抑うつエピソードの再発予防効果があり、軽躁病の再発リスクも有意な差がなかったという報告があります。しかしながら、混合状態のケースや、抗うつ薬で軽躁状態に移行したことのあるケースへの使用は要注意です。

　また、Ⅱ型では、抑うつエピソードが重度、回数が多い、長期に持続する、または家族にⅠ型の患者さんがいるなどのケースでは維持療法を行います。しかし、軽症のケースに維持療法を行うべきかどうかの明確な指針はありません。

　薬物による維持療法と並行して、心理教育、対人関係・社会リズム療法などを行うことが有用です。

　本人と家族が病気について正しい知識を持ち、気分エピソードの予兆に気づいて

早期に対処すること、ストレスの管理法、再発リスクを下げる生活習慣を身につけることを目的に行います。

## □対人関係・社会リズム療法

　症状と対人関係の問題の関連を知り、その対処スキルを上げることで症状を和らげる「対人関係療法」と、ソーシャルリズムメトリック（ＳＲＭ）という表を用いて、睡眠などの社会リズムを安定化させる「社会リズム療法」を合わせたものです。Ⅰ型とⅡ型の両方に同等の予防効果があります。

## ⑭ どんなことがトリガーとなって気分エピソードが再発するのか？

　維持療法をしていても再発するとき、どのようなことがトリガーとなるのでしょうか？　前述した再発予防法にヒントがあります。

## □気分エピソードの予兆に気づけない

　予兆に気づけないと対処も遅れ、気分エピソードの再発に至ってしまいます。病気について学び、経過を振り返って、どんな予兆があったかを書き出して今後に活かしましょう。

## □過度なストレスにさらされる

　心理的、身体的、どちらのストレスも影響します。ストレス解消法を複数持つこと、無理のないスケジュールを立てることが大事です。どの程度のストレスが再発のトリガーになるかは、支援者と確認しましょう。

## □生活リズムが乱れる

　一晩の徹夜で躁転することもあり、規則正しい生活は必須です。抑うつ状態時にできなかったことを取り戻すように活動したくなりますが、そこを自制して、長く安定して活動することをめざしましょう。眠れない日があれば翌日に補うなど、早めに手を打ちましょう。

## □アルコールやカフェインなどの刺激物の摂取

　個人差がありますが過度な嗜好品の摂取は、リチウムの血中濃度低下や生活リズムの乱れにつながるリスクがあります。アルコールは控え、コーヒーは気分安定時に限り楽しむようにしましょう。

## □家族や支援者の病気に対する理解がないこと

　双極症は、家族や支援者とタッグを組んで治療にあたることが大事です。

その家族や支援者にあたる人が理解に乏しく、本人の病状を軽く見る、性格的なものととらえる、薬物治療を否定するなどすれば、再発のリスクは高まります。診察への同席を求める、勉強会に参加してもらうなどして、正しい理解を求めましょう。

＊1　Radua J, Grunze H and Amann BL. (2017). Meta-Analysis of the Risk of Subsequent Mood Episodes in Bipolar Disorder. Psydhother Pschosom, 86(2), 90-98

ポイント

★ 双極症は発症後数年以内に多くの人が再燃・再発してしまう病気であると覚えておこう。

★ 再燃・再発の予防法を知り、自分に適した方法としてブラッシュアップしていこう。

★ 気分エピソード再燃・再発をただ心配するより、能動的に再発予防に取り組んでいこう。

# 16

# 双極症と
# 境界性パーソナリティ症の
# 類似点とは？

Q 双極症の診断がつく前は、境界性パーソナリティ症という診断名がついていました。この２つの病気は似た症状があるのでしょうか？

　境界性パーソナリティ症（BPD：Borderline Personality Disorder）に限らず、うつ病、気分変調症、統合失調症、摂食症、ＡＤＨＤなど、様々な診断を受けていた方が時間を経て「双極症」と診断されることがあります。もしくは、「もともとの病気＋双極症」の合併・併存と診断されることがあります。

　双極症とＢＰＤには類似する症状があります。質問者さんは双極症の症状に関する情報が十分でない時期、もしくは双極症の症状が出そろっていない時期にＢＰＤと診断され、双極症を疑う症状やエピソードが明確になってきたために診断が変更されたのでしょう。

## Ⅰ型よりⅡ型で、境界性パーソナリティ症の誤診が多い

　双極症の中でも、「Ⅰ型」より「Ⅱ型」のほうがＢＰＤと症状が似ており、診断に迷うことが多いです。北海道大学の調査では、境界性パーソナリティ症と診断された患者さんのうち、なんと約３２％もの人が、時間を経て双極症Ⅱ型に診断を変更されていたとのことです[*1]。

　余談ですが、Ⅰ型では、激しい躁症状から統合失調症と迷うケースがあります。

## そもそもパーソナリティ症って何？

　パーソナリティ症（パーソナリティ障害）は、その人が所属する文化の中で周囲と調和し、安定した社会生活を送ることが難しい、頭の中の体験（想像やイメージ）や行動が持続し、ほかの精神障害が原因でないものとされます。

　気質や性格など、その人の思考や行動パターンを規定するものは人それぞれです。誰でも少しは偏りがあるものですが、その偏りが著しく、本人、もしくはその周囲の人が悩まされるレベルになると、「パーソナリティ症」と診断されるようになります。多くの場合、思春期〜成人する頃にはその傾向が明らかになってきます。

「ほかの精神障害が原因でない」こともポイントです。双極症を含む多くの精神病患において、その症状からなんらかのパーソナリティ症を疑われるケースはしばしばあり、診断には注意が必要です。

## 双極症と境界性パーソナリティ症の似ているところ

両者の似ている・間違えられやすい症状や特徴をまとめます。

### ①感情・気分が不安定である

双極症でも気分の短期的な変動があると境界性パーソナリティ症と間違われやすく、急速交代型のケースなどが該当します。にこにこしていると思ったら急に怒り出すようなことも、軽躁・躁状態ではしばしば認めますが、これも境界性パーソナリティ症に間違われやすい点です。

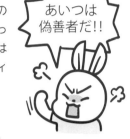

あいつは偽善者だ!!

### ②対人関係が不安定、対人トラブルを起こしやすい

双極症では気分変動とともに他者に対する認識も変動するため、あるときに理想化していた人を、あるときはひどくこきおろすこともあります。

### ③激しい怒り、イライラがある

双極症では、軽躁・躁状態で気分高揚や爽快感が目立つタイプと、易怒性やイライラが目立つタイプがあります。抑うつ状態でも非定型うつ症状からイライラすることがあります。

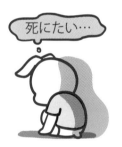

死にたい…

### ④社会的逸脱行為や、自傷行為・自殺企図などの衝動行為が見られる

双極症では、軽躁・躁状態でその人の属する社会のルールから外れた望ましくない行為、うつ転した際や混合状態での自殺念慮、自殺企図などがみられます。

### ⑤「本来の自分がわからない」という自己同一性（アイデンティティ）の障害を思わせる言動がみられる

双極症では、軽躁・躁状態での思考や振る舞いと、抑うつ状態での思考や振る舞いがまったく異なるので、自身でも本来の思考や振る舞いがわからなくなることがあります。

このように、両者は似た要素が多いので、見極めが難しいのです。現在の診断基準では、行動面で見られる特徴から診断するために誤診されやすいという問題もあります。

## 双極症と境界性パーソナリティ症を見極めるポイント

両者を見極めるポイントとしては、以下の２つが大事です。

①軽躁病エピソードをとらえる
　派手な行動の背後にある気分変動を検討します。とくに気分の上がった状態が一定期間持続していることが確認できれば、双極症を考えます。
②幼少期からの情報を詳しく聞きとる
　幼少期からの生育歴や人間関係に問題を認めず、パーソナリティが形成される 10 代後半以降に学校や職場の環境に適応できていた場合は BPD は否定的であり双極症を考えます。

上記を検討しても見極めに迷うケースでは、両者を考慮しつつ治療を開始します。

## 双極症に境界性パーソナリティ症が合併・併存するケース

双極症には BPD が合併・併存するケースも多いので紹介します。
あるアメリカの研究では、双極症患者に BPD が合併する場合、入院した際の経過などにどのような影響があったか調査されています（BPD を合併した双極症患者２６万８２３２例と、双極症のみの対照群２４万２３７９例が調査対象）[2]。
この調査では、BPD を合併した双極症患者は、合併のない双極症患者に比べて、以下のような特徴がありました。

①入院期間の長さが有意に長かった
②入院費用が有意に高かった
③薬物乱用率が有意に高かった
④自殺リスクが有意に高かった
⑤電気けいれん療法（ECT）の使用が有意に多かった

## まとめ

BPD と双極症の見極めは難しいです。両者が似ていることを念頭に、症状を検討する必要があります。

　また、双極症にＢＰＤを合併しているケースは上記に示した通り、合併のないケースに比べて様々なリスクが高いことがわかっているので、治療者はもちろん、患者さんにもそのリスクを理解してもらうことは有益です。

　支援者がこれらのリスクを意識しておくことが大切です。

＊1　傅田健三（2008）境界性パーソナリティ障害の長期経過と診断の変遷 ― 一般外来で境界性パーソナリティ障害をどのように診ていくか、牛島定信（編）境界性パーソナリティ障害：日本版治療ガイドライン
＊2　Patel RS, et al. (2019).Medicina (Kaunas),55, pii:E13.

ポ　イ　ン　ト

　★ 双極症の気分エピソード中には、境界性パーソナリティ症に似た症状が見られる。
　★ 気分エピソード中には誤診に注意が必要な一方で、両者の併存ケースも多い。
　★ 併存している場合は、厳しい経過をたどるリスクを念頭におくことが必要となる。

# 17

# 強烈な不安感は抑うつ症状の一種なの？

Q　双極症ですが、強烈な不安感に襲われることがあります。とくに早朝に、不安感で覚醒してしまいます。気分的にはうつというほどではないような気がするのですが、不安感も抑うつ症状の一種なのでしょうか？

　「不安」は健康な人でも感じることがある感情ですが、その頻度や強度が増して日常生活に支障をきたすようになり、「不安症（不安障害）」という病気になることがあります。実は、双極症に不安症を併せ持つケースは多いのです。

## 「うつ」と「不安」の違いとは？

　「うつ」と「不安」は、以下のような違いがあります。

- うつ・・・過去の出来事を後悔して落ち込む。一定期間持続する。
- 不安・・・未来、先のことに対して心配する。一過性のものが多い。

## 不安症に属する主な疾患について

　不安症にはいくつか種類があり、主に大人で問題になるものは以下の通りです。

- 限局性恐怖症：閉所恐怖症、先端恐怖症のような、比較的限られた、ものや状況に対する恐怖
- 社交不安症（社交不安障害）：人前で話すなど、特定の社会的な場面で不安が起こり、赤面、会話困難などの身体症状を伴う
- パニック症（パニック障害）：動悸、冷や汗、呼吸苦など、特徴的な身体症状を伴うパニック発作を繰り返す
- 全般不安症（全般性不安障害）：特定のことでなく、あらゆるものごとに対する不安が持続する

　不安は一過性と前述しましたが、全般性不安症では比較的弱い不安が持続します。生活への影響は軽くても、長く続くことで社会機能が損なわれ、苦痛を感じます。いずれの不安症も双極症と併存すると、自殺念慮を抱くリスクが増え、双極症の予

後が不良となることがわかっています。

## 全般性不安症の診断基準

ＤＳＭ－５の全般性不安症の診断基準を表に示しました。

表　全般性不安症の診断基準

Ａ．（仕事や学業などの）多数の出来事または活動についての過剰な不安と心配（予期憂慮）が、起こる日のほうが起こらない日より多い状態が、少なくとも６ヵ月間にわたる。

Ｂ．その人は、その不安を抑制することが難しいと感じている。

Ｃ．その不安および心配は、以下の６つの症状のうち３つ（またはそれ以上）を伴っている（過去６ヵ月間、少なくとも数個の症状が、起こる日のほうが起こらない日より多い）

注：子どもの場合は１項目だけが必要

　　・落ち着きのなさ、緊張感、または神経の高ぶり
　　・疲労しやすさ
　　・集中困難、または心が空白となること
　　・怒りっぽさ
　　・筋肉の緊張
　　・睡眠障害（入眠または睡眠維持の困難、または、落ち着かず熟眠感のない睡眠）

Ｄ．その不安、心配、または身体症状が、臨床的に意味のある苦痛、または社会的、職業的、または他の重要な領域における機能の障害を引き起こしている。

Ｅ．その障害は、物質（例：乱用薬物、医薬品）または他の医学的疾患（例：甲状腺機能亢進症）の生理学的作用によるものではない。

Ｆ．その障害は他の精神疾患ではうまく説明されない

　診断のポイントは、①不安症状が目立つ時期が長く続いているかどうか②不安による苦しさが続き、学業や仕事、家庭生活に支障があるかどうか、③ほかの精神疾患の症状としての不安でないかどうかという３点です。

　双極症では、抑うつ症状が見られますが、抑うつ症状の１つに「不安」があります。不安が高じて強い焦りやイライラを生むこともあります。Ｆの記載によると、双極症の症状として不安が起こっている場合は、不安症とは言えないわけですね。

　その一方で、質問者さんのように、「気分的にはうつというほどではないのに不安がある」など気分症状と一致しない強い不安や、比較的軽い不安でも長期にわたって続くときには、「不安症の併存」を考えます。

## 双極症と不安症の併存についての研究

　双極症と不安症の併存に関する２つの報告を見てみましょう。

　まず１つ目は、双極症患者さんにおける不安症の生涯有病率（一生のうちに一度は不安症にかかる人の割合）を調査したものです[*1]。

・双極症患者の不安症の生涯有病率は４５％だった
・双極症患者の不安症の有病リスクは、双極症のない対照群と比べて約３倍高
　かった
・Ⅰ型とⅡ型で不安症の生涯有病率に有意な差は認めなかった

　双極症患者さんが不安症を発症するリスクは、双極症でない人たちに比べて約３
倍も高く、不安症を併存する割合は約２人に１人ということです。

## 双極症に併存する不安症の治療についての研究

　２つ目の研究は、双極症に併存した不安症の治療に関するものです[*2]。

・双極症に不安症が併存したケースでは病状の重症度が上がり、自殺念慮のリ
　スクが上がり、心理社会的機能やQOL（生活の質）を落とすリスクが高まる。
・セロトニンに作用するSSRIなどの抗うつ薬は、不安症の第１選択薬とな
　ることが多いが、双極症の併存ケースでは躁転や気分不安定化のリスクがあ
　るために使いづらい。
・不安症を併発した双極症患者には、ほかの薬剤を試す前に、気分安定薬によ
　る治療を十分に行うことが推奨される。
・ベンゾジアゼピン系の抗不安薬は、不安症を併発した双極症患者では避ける
　ことが望ましい。
・対人関係療法、認知行動療法、リラクゼーション療法は、双極症に併存する
　不安症に効果がある。

　不安症の薬物治療では、セルトラリン、パロキセチンなどのセロトニンに関与す
るタイプの抗うつ薬が使われます。しかし、双極症に不安症が併存する場合は、躁
転や気分の不安定化のリスクがあるために注意が必要です。これは双極症の抑うつ
状態に安易に抗うつ薬を使用できないのと同様です。双極症と不安症を併せもつ
ケースでは、双極症の気分の波を安定化させることが、不安症の改善につながりま
す。

## まとめ

　ここでは現在、質問者さんが抑うつエピソード中でないと想定して解説しました
が、実は意識しない程度の抑うつ症状の残存があり、日内変動で朝にだけ抑うつ症
状としての不安が出現していることも考えられます。また、たとえば「甲状腺機能
亢進症」などの身体疾患でも不安症状を自覚し、患者さん自身も精神疾患を疑うこ

とがあります。

　「不安の症状が強く、苦痛である」または「不安の症状は比較的軽度だが、長期間持続している」場合は、主治医に相談しましょう。

　また、気分の波と無関係に不安を感じる場合は、前述した自殺念慮や予後不良のリスクとなりうるので、「気分は落ち着いているけど強い不安がある。まあこれも双極症の症状だろう」などと、見過ごさないことが大事です。

＊1　Pavlova B, `er;os RH, Alda M, et al. (2015). Lifetime prevalence of anxiety disorders in people with bipolar disorder: a systematic review and meta-analysis. Lancet Psychiatry, 2(8), 710-717

＊2　Ott CA. (2018). Treatment of anxiety disorders in patients with comorbit bipolar disorder. Ment Health Clin, 8(6), 256-263

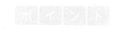

★　双極症患者さんの約2人に1人が、一生のうちに不安症を併せ持つことがある。

★　併存ケースでは、抗うつ薬（ＳＳＲＩ）によって双極症を悪化させるリスクがあり、治療が難しい。

★　気分症状のないときに強い不安を感じることがないか、セルフチェックしてみよう。

# 18

# 双極症が神経発達症群（発達障害）の二次障害となる確率は？

Q 発達障害からの二次障害としての双極症と、単なる双極症ではどのような
違いがあるのでしょうか？　症状の違いや、治療法の違い、予後の違いなど
を教えてください。

発達障害は、「発達」という語感から、子どもの時期の問題だと思われがちでした。いまでは社会に出た後に、仕事や人間関係での困難が続き、自ら疑われて受診される方が増えています。

ＩＣＤ−１１では「神経発達症群」と称される見込みですので、以下ではそう表記します。

## 神経発達症群とは？

神経発達症群は、様々な障害を含む概念で、主に下記のようなものがあります。

①自閉スペクトラム症（ＡＳＤ）
「場の空気を読めない」などの社会的コミュニケーションにおける症状と、「同じやり方にこだわる」などのこだわりに関する症状を認める。以前でいう自閉症もアスペルガー症候群もここに含まれる。
②注意欠如多動症（ＡＤＨＤ）
「うっかりミスが多い」などの不注意症状と、「じっとしていられない」などの多動性や衝動性に関わる症状を認める。女性や大人では後者の症状が目立たないケースが多い。

双極症と神経発達症群の区別が難しいケースや、両者を併せもつケースは稀ではありません。双極症とＡＳＤ・ＡＤＨＤの併存についての研究を紹介します。

## 双極症と神経発達症群との併存について

ある研究では、３５歳までに双極症と診断された患者は、ＡＳＤ患者群では３.７９％、対照群では０.１３％でした[*1]。ＡＳＤがあると双極症を発症する確率が

有意に高くなるようです。別の研究では、成人のＡＳＤの７％が双極症を併せもつと報告されています。

## 双極症と注意欠如多動症（ＡＤＨＤ）

トルコの研究では、双極症患者の２３.３％がＡＤＨＤを併せもつとのことです。ＡＤＨＤを併せ持つ場合、１年以上留年するケースが有意に多く、学業などに支障をきたしやすいようです。ＡＤＨＤ併存群は、併存なしの群より双極症の発症年齢が有意に低く、躁病エピソードの回数が多かった。ＡＤＨＤ併存群では、併存する精神疾患としては不安症が最も多かった、などとも報告されています[2]。

Kessler らの研究ではＡＤＨＤの３８％になんらかの気分障害が併存し、そのうち、うつ病が１８.６％、双極症が１９.４％、気分変調症が１２.８％とされています[3]。

神経発達症群では、その特性から幼少期〜思春期にかけて自尊感情が育たず、自己評価が低くなりがちで、その傾向が二次障害としての気分障害につながりやすいです。

## なぜ双極症と神経発達症群の併存は多いのか？

両者の併存が多い理由は以下の通りです。

## 同症が偶然よりも高い確率で併存する？

躁症状とＡＤＨＤの症状には、イライラ感、怒りっぽさ、よくしゃべる、過活動、注意散漫など、共通する特徴があります。よって、「双極症」単独の患者さんが「双極症とＡＤＨＤの併存」などと診断され、数字上、併存が多くなる可能性があります。

高揚気分、誇大性、観念奔逸（考えがどんどん競い合うように湧いてくる）、睡眠欲求の減少（３時間しか寝なくても平気で活動する）のように、躁状態では見られるけれどＡＤＨＤには見られない症状もあり、これらは正確な診断に役立ちます。

また、双極症はエピソード的に症状が変化するのに対し、ＡＤＨＤは幼少期から同様の傾向が続いていること、症状がいつもあることも診断の見極めの一助になります。

## 遺伝的要因が共通している？

双極症の家族がいるとＡＳＤのリスクが高まる、ＡＳＤのきょうだいがいると双極症のリスクが高まる、ＡＤＨＤ患者の家族に双極症が多い、双極症患者の親族にＡＳＤが多い、などの報告があります。

双極症とＡＳＤ、ＡＤＨＤには共通する遺伝的要因があると考えられますが、現時点では明確な答えは出ていません。

＊心理的ストレス

　双極症の発症には心理的ストレスが影響しますが、定型発達者に比べて環境への適応が難しく、ストレスを感じやすい傾向があります。

＊物質依存

　ＡＤＨＤがあるとコカイン、大麻などの物質依存のリスクが高くなり、それらの物質の使用は双極症の発症要因の１つです。

＊頭部外傷

　ＡＤＨＤがあると外傷のリスクが高まりますが、頭部外傷は双極症の発症要因の１つです。

　このように神経発達症群がベースにあると双極症を併発をしやすいので、併存も多くなると言えます[4]。

## 双極症単独ケースと神経発達症群の併存ケースでの治療の違い

　併存ケースでは、双極症の症状とベースにある発達特性がからみ合った症状や生活上の困りごとが見られます。一般的な双極症の治療は両者とも同様です。

＊併存ケースの薬物治療

　気分安定薬や抗精神病薬を使うのは、併存の有無にかかわらず、同じです。ただ、神経発達症群では薬剤への過敏性が見られることが多く、まずは少量で試します。また、ＡＳＤで起こりやすい強迫症状については、一般的に治療に使用される抗うつ薬は双極症への影響を考慮し、慎重に使用する必要があります。ＡＤＨＤには症状改善薬があるので、双極症への影響を見ながら併用します。ＡＳＤについてはオキシトシンの点鼻スプレーが開発中ですが、現時点では有効な薬はありません。その他、内服可能であれば漢方薬を使うこともあります。

＊併存例の心理社会的治療

　心理社会的治療は、双極症単独の場合と同様に大事です。

＊環境調整

　発達特性は基本的には変えられないものなので、本人のストレスを和らげるように周囲が配慮をすることが大事です。ただ、そういった配慮を主治医が呼びかけても会社や家族に十分配慮してもらえないことがあり悩ましい問題です。

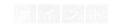

まとめ

　神経発達症群がベースにあると、双極症に限らず、様々な精神疾患を併存しやすいことが知られています。定型発達者と比べて、注意や工夫が必要な点は大きいですが、双極症単独にしろ、併存にしろ、現状の問題点を１つ１つクリアしていくことが大事です。

＊1　Schalbroeck R, Termorshuizen F, Visser E, et al. Risk of non-affective Psychotic disorder or bipolar disorder in autism spectrum disorder: a lonfitudinal register-based in the Netherlands. Psychol Med, 49(15), 2543-2550

＊2　Karaahmet E, Konuk N, Dalkilic A, et al. (2013). The comorbidity of adult attention-deficit/hyperactivity disorder in bipolar disorder patients. Compr Psychiatry, 54(5), 549-555

＊3　Kessler RC, Adler L, Barkley R et al. (2006).The prevalence and correlates of adult ADHD in the United States: Results from the national comorbidity survey replication. Am J Psychiatry, 163,716-723.

＊4　篠山大明（2017）大人の発達障害と双極性障害との関係、精神科治療学、32（12）.

ポイント

　★　神経発達症群は発達特性による困難に加えて、双極症などの二次障害を起こしやすい。

　★　双極症のみのケースより、治療は難しくなり、周囲の理解や配慮もより必要となる。

　★　プラスαの部分はあるが双極症の治療で大事なことは同様で、日々の取り組みが大事。

# 19

# 双極症が「完治する病気」に
# なる可能性は？

Q　双極症は寛解をめざす病気ですが、今後、完治する病になる可能性はどれ
くらいありますか？

　双極症は基本的には「完治する（治る）」ことが難しく、寛解期がしばらく続いても、再発することが多い病気です。一生のうち、気分エピソード（躁病エピソード、軽躁病エピソード、抑うつエピソード）の再発が起こる回数には個人差があり、２〜３０回と幅がありますが、平均９回程度とされています。

　もちろん、双極症の原因が明らかとなり、根治的な治療が可能になることが一番ですが、現在でも解明されていないことが多く、少なくとも数年以内での実現は難しいでしょう。

　そのため、現時点では「治る」ことでなく、「再発を防ぎ、安定した時期（寛解期）を長くする」ことが治療の目標となります。

## 「完治」に最も近い「寛解」について

　寛解には「部分寛解」と「完全寛解」があり、その言葉の定義は以下の通りです。

・部分寛解：かつて双極症の診断基準をすべて満たしていたが、過去２か月は
　一部の症状が残るのみ
・完全寛解：かつて双極症の診断基準をすべて満たしていたが、過去２か月は
　診断基準のいずれも満たさない

　ＤＳＭ－５という診断基準では、抑うつ症状も軽躁・躁症状も一切認めない状態が２か月継続している状態を「完全寛解」と呼びます（一般に「寛解」と呼ばれる状態）。

　気分エピソードが起こるサイクルが比較的長く、治療の効果があって寛解となり、ある程度の期間、病気以前のように過ごせるケースは、古い報告では４０％ほどとされます。

　一方、少し何らかの症状が残存した状態で長期に経過しているケースや、ラピッドサイクラー（１２ページ参照）化して完全寛解にはなかなか至らないケースもあ

ります。

## 双極症の長期の転帰は？

「Iowa 500 study」という研究では、躁状態で入院した患者さん１００人を３０〜４０年間にわたって追跡調査しています。

住居・職業・症状などから総合的に判断して３段階で評価した結果は「よい／６４％」「まずまず／１４％」「不良／２２％」でした。

およそ８０年も前の調査です。当時は薬物治療も心理社会的治療も充実していなかったことを思うと、先行きが明るく感じられるかもしれません（注：この調査はⅡ型の患者さんは対象になっていません）。

「Zurich cohort」という研究では、１９５９〜１９６３年までに入院した２２０人の入院歴のある双極症患者さんが対象で、５年ごとに面接を行っています。最長２０年の追跡の結果、双極症の２４％が完全寛解に至ったとされます。

この研究では完全寛解の定義は前述したものと異なり「さらなる気分エピソードが出現しないこと」と定義されています。つまり今後１００％再発しないかどうかはわからず、イメージとしては寛解が長期にわたり持続しているケースだと思われます。

また、４０年以上の経過を追跡したその後の報告では、全患者のうち１６％が６８歳までに回復に至ったとのことです。回復の定義は「Global Assessment Scale（GAS）[1] 得点が６０点以上、過去５年間に気分エピソードがない」こととされています。

こちらも古い研究ですから、よりよい治療ができる現在では、この結果以上のよい転帰が期待できるでしょう[2]。

## 双極症が「完治する病気」となる可能性

そもそも「完治」の概念や定義がないため、双極症が「完治」したかどうかを判断することが困難です。上記の研究のように、「その人の総合的な機能がある程度保たれていて、５年以上症状がまったくない状態」と定義したとしても、その後、再発しないかどうかは予見できません。治療を中止して５年以上気分症状がなかったけれど、その後に抑うつ状態となり受診されたケースを、私も経験したことがあります。

たとえば、細菌感染による肺炎であれば、症状が消失した場合、採血検査や画像検査などの客観的な指標をもってその病気が「完治」したと言えますが、双極症は現状では原因が明確になっておらず、薬物治療も根治治療でなく対症療法ですから、双極症が「治った」と言うことは困難です。

また、「完治」は、薬物治療を中止していることが前提でしょうから、これも難しい話です。再発を繰り返すと、ラピッドサイクラーに移行するリスク、認知機能の低下を含め、その人の社会的な機能を落とすリスクが高まります。よって、Ⅰ型で激し

い躁症状を過去に示したケースや、Ⅱ型でも抑うつ症状が重く、長期に続くケースでは、しばらくの間寛解が続いたとしても「では、そろそろお薬を止めてみましょう」という流れにはならないことが多いでしょう。

さらには、気分症状がまったくなくなったとしても、病気以前の状態に比べて機能が低下した状態に陥っているなら、それは「完治」と呼びがたいとも思います。

## 現実的に期待できること

「完治」について現実的に期待できることは、薬物治療と生活における心がけを継続することで「死ぬまで寛解が続くこと」です。

心理教育や認知行動療法などの非薬物療法も充実し、薬物療法も現在の服薬より簡便なスタイルとなり、副作用も軽減され、診断の時点でベストな薬剤が選択可能となることは実現可能だと思います。それがいつになるかは明言できませんが、双極症についての研究は日進月歩ですから、早期にそうなることを期待しています。

加えて、病気の理解が広まり、深まることで、多少の気分の波があったとしても、社会的に許容されるようになることが大事だと考えます。本人が苦痛でない範囲での浮き沈みは、周囲が許容すれば、「病気」としてとらえる必要がなくなります。

＊１　ＧＡＳは患者さんの全体の機能を評価するための尺度。現在のＤＳＭ－５のＧＡＦ尺度の基礎となったもので、１～１００点で評価します。
＊２　仁王進太郎（2014）双極性障害の長期予後、臨床精神医学、43(10)、1433-1438.

## ポイント

★ 双極症など、再発のリスクが高い精神疾患には「完治」という概念はなじみにくい。

★ 現実的な「完治」は、気分症状のない「寛解」の状態が長期間続くことだと心得よう。

★ 「双極症が完治する病気になること」を期待しつつも、現時点でできることをしよう。

# 20

# 本来の自分が
# わからなくなってつらい

Q　軽躁の時の自信にあふれて自慢げに見える性格と、うつのときの前に出られないネガティブな性格と、どちらが本来の自分の性格なのかわからなくなります。そのせいで遠ざかってしまう人もいます。2人の人間がいるような落差がつらいです。世の中の人にこのつらさを理解してもらえますか。

　双極症では、気分の波とともにセルフイメージが大きく変化するため、周囲の人はもちろん、本人も戸惑うことがしばしばあります。この質問を「3つの問い」に分けて解説します。

## どちらが本来の自分の性格なのか？

　抑うつ状態の自分と躁状態の自分、どちらが本来の自分の性格なのかという点についてですが、「どちらも本来の自分の性格とは言えない」が答えです。生まれ持った性質に、育ってきた環境や経験が加わって、その人の「性格」ができあがります。

　病的な自分は「本来の自分の性格」と地続きであるものの、「本来の自分の性格」とは呼べない「モノのとらえ方」「言動」「振る舞い」をしてしまいます。本来の自分の性格は、気分症状のない「通常気分」のときに見られるものです。

　気分が揺れているときは「本来の自分」について悩みがちですが、抑うつ状態では「この悲観的で何もやる気のしない自分が本当の自分だ」、躁状態では「明るく外向的で活力に満ちた自分が本当の自分だ」などと、気分の影響を受けた考え方になってしまうため、その問いかけが浮かんできたら「考えても仕方のないこと」と、横においておくのが一番です。

## 人が遠ざかっていってしまうのはどうして？

　気分の波により人が変わったようになることで「他者から避けられる」「他者が遠ざかっていってしまう」経験をした方は多いかもしれません。まず、「避けられる」「遠ざかる」ことがどうして起こるのかを考えてみます。

　「抑うつ状態」と「通常気分」と「躁状態」では、言動や行動が変化します。
　「あるときはこう言っていたのに、あるときはこう言うから、話がしにくい、信用できない」、「過去にした約束を破られた」、「会うときによって振る舞いが違いすぎて、その変化を受け入れられない」などと周囲の人は感じ、本人を避けてしまうことがあるでしょう。

　気分変動に伴う言動の変化が「双極症」という病気から生じるものであることを、周囲が知らなかったり、病名は知っていても詳しくは理解していないことも一因です。人は、自身の理解の範疇を超えるものを目の前にすると不安になり、安心するために、不安をひき起こす対象を避けたくなります。

　精神疾患になると周囲の人に対して「避けないで」「つらい」「わかって」「許容して」と思うものですが、病気になる前はほとんどの人が双極症のことを詳しく知らなかったでしょう。現状では、当事者・治療者・支援者が一体となり、コツコツと世間に理解を求めていくほかありません。

　病前の本人のことを理解し、大切に思っていた親密な関係の人ほど、「人となり」の変化、とくに躁状態の様子にショックを受けることがあります。本人にしてみれば、②のケースよりいっそう理解を求めたいところではありますが、相手が病気を受け入れるまでには時間を要します。つらいかもしれませんが、待つ姿勢も大切です。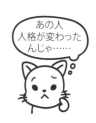

　これも躁状態で起こりやすいことですが、誇大的な言動、暴言、威圧的な態度、攻撃性、暴力、浪費、性的逸脱行為などにより、人間関係に致命的なトラブルを起こしてしまったケースです。「病気だから」と理解・許容してもらえるといいのですが、やはり心情的に難しいこともあります。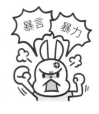

　「２人の人間」が内包されていることによる苦悩の解消法は、結局のところ、気

分の波をコントロールしていくことに尽きます。薬物調整に加え、生活習慣の見直し、睡眠不足・過活動・刺激物質などの刺激を避けることなど、日々コツコツと取り組んでいく必要があります。

　また、人は病気でなくとも、ゆるやかに気分の変動を繰り返すものです。ですから「２人の人間」に注目しすぎないようにし、周囲に迷惑のかからない気分変動の中で揺れる程度なら「楽しいことがあったらテンションが上がるし、悲しいことがあれば憂うつな気分になる。みんなある程度はこんなものだ」と考え、自分の中の「少〜し上下に揺れてしまう２人」と共存していきましょう。

### 世の中に理解を求めていい？

　「世の中に理解を求めてもよいか」という質問に対しては、もちろん「イエス！」です。「双極症という病気は、気分の上がり下がりでその人の雰囲気まで変わってしまうみたいよ」「通常気分に戻れば、いつもの○○さんに戻るから、いまは見守っていよう」「トラブルになりそうなときはそっとしておこう。落ち着いてから話し合いをしよう」などと周囲の人に認識・対応してもらえたら、双極症を抱えていても生きやすくなるでしょうし、病気のコントロールにも前向きになれると考えます。ただ、誰しも「未知のこと」「自分の安心を脅かされるもの」には警戒心を持つものです。理解を押し付けるのではなく、相手のペースに合わせて伝えていくことが大事です。

### ポイント

- ★ 抑うつ状態・躁状態の時の自分は、いずれも本来の自分ではない。通常気分時に確認しよう。
- ★ 言動が大きく変わる人に対して、周囲は不安、困惑、怒りを感じるもの。少しずつ理解を求めていこう。
- ★ 双極症について理解し、適切な対応をしてくれる人が１人でも増えることが期待される。

# 21

# うつの自分にも躁の自分にも
# 嫌気がさす──楽になるには

Q　抑うつ状態でまったく何もできない自分に嫌気がさし、躁状態で羽目をはずしてしまう自分にも嫌気がさします。自分の存在自体を消してしまいたくなります。どのように考えたら楽になりますか？

　双極症は、抑うつ状態でも躁状態でも、明らかに普段の（通常気分時の）その人とは違う人になってしまいます。無力で自責的になりがちな抑うつ状態や、対人・金銭的なトラブルを起こしやすい躁状態は、そのときの自分自身を消し去りたくなるほどつらいものです。

## ＊ラクになれる考え方

　まず、人によってどのように考えたらラクになれるかは異なります。気分症状のある自分を否定するほうが楽に過ごせる人もいるかもしれません。しかし、そうなると、寛解期にしか「本来の自分」は存在しないことになります。また、どんな状態のときであれ、自分を自分で否定することは悲しいことです。抑うつ状態のときは、追い打ちをかけるように自分を責める気持ちがわきます。

　一方、軽躁・躁状態の時は、なんとかこれ以上気分が上がらないように活動を抑えますが、そのように自分との闘いに挑んでいるときにも、自分を否定する考えはマイナスに働きます。

　そこで、どの気分レベルの自分も受け入れて楽になれる考え方を示します。

## ＊どの状態の自分も「自分である」と受け入れる

　まず、「病気に思考や行動を左右されてはいるけれど、どんな気分レベルであっても自分は自分である」と考えましょう。次に、苦しさに耐えている、病気の回復のために努力している自分を認めてあげましょう。たとえば、１人でいるとき、洗面所で鏡を前にしたとき、寝る前に横になったときなどに自分を励ます言葉を思い浮かべたり、実際に口にしてみましょう。

私って、病気のない人なら耐えられないような症状に
耐えて、落ち着くためにコツコツと頑張っているよなぁ

抑うつ状態のときって、寝込んでほとんど何もできないけど、しっかり休
息してエネルギーを溜めているんだよね。やるべきことをできているよね

家族や友人に配慮してもらって申し訳ない気持ちになるけ
ど、いつも感謝を伝えられていることはいいことだよなぁ

まだ波に翻弄されているけど、これから少しずつコントロールできるようになっ
ていくんだ。その道を、時に立ち止まったりするけど、前に進めているよね

うまく行かなかった場面はあったけど、もがきながらここまで来たん
だ。我ながらすごいよなぁ。ここであきらめるのはもったいないよなぁ

　このように、自分自身に思いやりをもって接することを「セルフ・コンパッショ
ン」と言います（下記表参照）。このような自分への思いやりは、多くの場面で精
神的な安定をもたらし、自尊感情を高める効果もあります。自分をいたわるフレー
ズを口にしながら、両手を胸の前でクロスして全身を包み込む動作をしてみましょ
う。これは、「セルフハグ」と言って、セルフ・コンパッションの具体的な方法の
1つです。

表　セルフ・コンパッション (SC:Self-Compassion)

アメリカの心理学者、クリスティーン・ネフが提唱するメンタルケアの考え方。「自分へ
の思いやり」「自分への慈しみ」などと訳される。以下の3つの要素から成る。

| | |
|---|---|
| ①自分への思いやり | つらいことに直面した際、短所や失敗だけでなく、自分の長所やうまくできた部分にも目を向け、大事な友人に語りかけるように自分に優しい言葉をかける。 |
| ②共通の人間性 | 人はみな、人生において困難や苦労を経験するものであると認識する。困難から立ち直って幸せになることを願う気持ちも、人はみな持つものと認識する。 |
| ③マインドフルネス | 今、自分の身に何が起こっているのかを観察し、ありのままに認識する。どんな感情があり、どんな身体反応があるのか。ネガティブな感情に振り回されない。 |

　双極症になると、次々と現れる問題に打ちのめされ、自分への思いやりの心を持
てなくなっている人も多いでしょう。セルフ・コンパッションの概要と具体的なや
り方を知っておくと苦しい気持ちが和らぎます。

セルフ・コンパッションの３つの要素のうちの１つに「共通の人間性」という要素があります。この対象を少し狭くして「双極症」についての表現にしてみましょう。

双極症の人はみな、病気のために困難や苦労を経験している。また、病気をコントロールして少しでも健康的な生活を送ること、病気を抱えながらも幸せになることを願う気持ちは、双極症の人に共通する。

「まあ、そう言われるとそうだなぁ」と思ってもらえたのではないでしょうか？また、「たった１人、自分だけの双極症」と向き合っていた気持ちが、少し和らいだと感じてもらえたのではないでしょうか？

## 心理的な視野狭窄に陥っていることに気づく

苦しい時は、見ている範囲が狭くなっていることが多いものです。

「自分」だけに注目してしまう。その中でも「病気」だけにとらわれてしまう。「過去に起こった失敗」ばかり思い浮かぶ……などなど。

このようなときは、他の双極症の人が次のような相談をしてきたと仮定してみてください。

「抑うつ状態で何もできない自分にも、躁状態で羽目をはずす自分にも嫌気がさす。どちらも本当の自分ではないと思いたい。存在自体消してしまいたい」

あなたはこの人にどう声かけしますか？　そう考えてしまうことには同意しつつも、抑うつ状態でも躁状態でも、闘病という大仕事に取りくんでいることを認め、勇気づけようとするのではないでしょうか？

いまの時代、ＳＮＳをはじめさまざまな形で同じ病気の人と交流できるようになっていますし、実際にやり取りすることもよいですよね。このように自分の悩みを他者の悩みに置きかえると、視野が狭くなっていることに気づけます。

### ポ　イ　ン　ト

★ 双極症という手ごわい病気に影響されている「自分」を否定せず、認め、労わり、癒そう。

★ 「セルフ・コンパッション」を知り、日々の自分への思いやりを言葉や行動で示そう。

★ 同じように悩む友人がいると仮定し、その友人にどんな言葉かけをするか考えてみよう。

# 22

# 疲れやすい状態が
# 続いている人に心配される
# こととは？

**Q** 　規則正しい生活を送っていますが、疲れやすく、なんとか働いている状態です。エネルギーを取り戻すことはできるのでしょうか？　栄養剤に頼らないようになりたいです。

　　現在、抑うつエピソードにある場合は、その倦怠感が通常気分時にも持続するかどうかの確認が必要です。抑うつ症状としての疲れやすさであれば、抑うつ状態の改善とともによくなるでしょう。

　ここでは現在、通常気分にあると想定して解説します。

## 体力が戻るには時間を要する——できる活動をしながら回復を待とう

　直近の抑うつエピソードが長期間にわたるもので、寝込んで動けないような時期が長かった人は、その回復に時間がかかって当然です。

　多くの方が一度は経験していると思いますが1日中横になりっぱなしで過ごすと、元気になるどころか、むしろ疲労感におそわれます。それが何日も、何週間も続けば、体力や筋力の低下は著しくなります。日中に横になる時間が多いと自律神経も乱れます。

　1つ1つの抑うつエピソードは短期的であっても、体が回復しきらないうちに次の抑うつエピソードに突入するようなパターンでも、体の十分な回復は難しいでしょう。この場合は、即効的な対処法はなく、気分安定の維持に努め、現状でできる活動（家事、仕事、運動など）を継続することが体力回復につながります。

## 体より脳が疲労している可能性——意識的に脳を休めよう

　実は「体の疲れ」より、「脳の疲れ」が困りごとの本質かもしれません。例えばよく眠れているとしても、時間だけで判断せず、質に注目する必要があります。

　起床時に疲れがとれた感じがしない、スッキリ目覚めないという場合は、まず睡眠の質を見直しましょう。以下のような習慣を心がけてください 。

・適度な運動
・就寝２時間前の入浴（湯船に２０分つかる）
・１５時以降はカフェインを制限する
・夕食後は部屋の明かりを落とす（間接照明の利用など）
・夜はスマホやパソコンの使用を控える（せめてブルーライトカットを）
・夜は静的な活動をして過ごす
・眠気が出てからベッドに入る（眠くないならベッドに入らない）

　仕事でパソコンを使う作業をしている場合は、作業と作業の間に適度な休息がとれていますか？　また、空き時間にスマホを操作していませんか？　さらには、この「疲労感」の件を含めて、悩みや不安で頭が占拠され、常に何かを考えている状態になっていませんか？

　この場合、意識的にボーッと過ごす時間を持ち、脳を休めてあげること、リラックスさせてあげることが大事です。マインドフルネス、呼吸法や瞑想などをおすすめします。

　現在は通常気分で、生活習慣には十分に配慮しているのに、体力が戻らずに強い疲労感が続いている場合は、薬の副作用と、背景に身体疾患が隠れていないか注意する必要があります。

## 薬物治療の副作用による倦怠感――薬の副作用はありませんか？

　気分安定のために使用する、リチウム、バルプロ酸、ラモトリギン、オランザピン、クエチアピンなどには鎮静の副作用があります。これが強く出ると、疲れがとれなかったり、体力が戻らないように感じます。

　また、リチウムを長期間使用することにより、甲状腺機能低下症が５〜３５％の頻度で起こります。甲状腺機能が低下すると、倦怠感や疲れやすさなどの症状が出ます。

　ほかには薬剤性の肝機能障害により、倦怠感が出ることも考えられます。定期的な血液検査を受けていれば、必ずチェックされる項目です。受けていない場合は検査をおすすめします。

## 身体疾患による倦怠感――身体疾患のチェックも

　双極症の症状や薬の副作用とは無関係に、何か身体疾患が背景に潜んでいないかという点も心配です。主治医に相談し、双極症の病状や内服中の薬の影響としては考えられない症状・程度と判断されたなら、内科を受診されることも１つの方法です。

## 栄養ドリンクは控えめに

　質問者さんが疲れを解消するために栄養ドリンクを多用しているようで心配です。

　一般的な栄養ドリンクには相当量のカフェインとわずかなアルコールが含まれるので、その効果で疲労感がまぎれますが、これは一時的に「疲れがとれた気がしている」だけです。実際には疲労は軽減しておらず、その効果が切れてきた頃にはいっそうの疲労を感じます。エナジードリンクの中毒性や健康被害については世界でも注目されており、少なくとも慢性的に飲用することは控えましょう。

　さらには、カフェインはリチウムの血中濃度に影響を与えるなど、双極症との相性がよくありません（58ページ参照）。

　夜など、飲むタイミングや量によっては生活リズムの乱れにつながります。また、抑うつ状態で不安が強まるの人は不安が悪化するリスクがあり、注意が必要です。

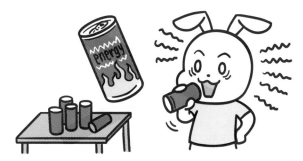

## お勧め

　疲労感が持続するのはつらいですね。それが「いつ回復するかわからないこと」もつらい点です。もし、職場で配慮していただけるなら、疲労感が和らぐまでは業務量や業務内容を調整してもらえるといいですね。

　また、そのつらさを主治医や家族、支援者に話して共有しておくことは、直接的に疲労感の軽減には至らなくとも、精神的な支えになります。

> 長く続く「疲れやすさ」が気になるなら、まずは抑うつ症状が残っていないか確認しよう。
> 「疲れやすさ」の背景に、薬の副作用や身体疾患がないか、主治医に相談してみよう。
> 「疲れやすさ」を周囲に理解してもらうことで、そのつらさを少しでも和らげよう。

# 23

# 完璧主義がつらいがやめられない——改善のヒントとは？

Q 完璧主義はやめるように本などに書いてありますが、完璧をめざさずにはいられません。「７０点をめざしましょう」という言葉は、私にとっては「赤点を取りましょう」というように聞こえます。その一方で、何事も完璧にはできなくて苦しいです。完璧主義から脱却する手立てはないでしょうか？

まず、完璧主義は「完璧であろうとする」「９０点でも許せない」という志向なので、実際に完璧にモノゴトをこなせているかどうか、いまの自分が理想の自分であるかどうかは関係ありません。

また、完璧主義には「仕事を丁寧に仕上げられる」「向上心がある」「自分に妥協しない」「細部にもこだわる」などのポジティブな側面もあり、「完璧主義＝悪」ではありません。その一方で、完璧主義のためにストレスを抱えてしまい、苦しむ人が多いのも事実です。

### 完璧主義によるマイナス面が大きい場合

双極症に限らず、精神疾患を抱える人にとって、過度なストレスは大敵です。完璧主義によるストレスは、たくさんあります。

- ・理想が高すぎて追いつけない
- ・周囲の評価を気にしすぎる
- ・完璧にできないとモノゴトを投げ出したくなる
- ・完璧な流れを理想とするためにモノゴトにとりかかるのが遅れる
- ・完璧にこなせないときに強い不全感を抱く
- ・他者にも完璧を求めてしまう

完璧主義の人は、そうでない人に比べて抑うつ気分や不安を抱きやすく、自殺率が高いという報告もあり、どちらかというと悪いほうに影響しているケースが多いと思われます。もし、そのストレスが気分症状の再発につながったり、回復の妨げになっているなら、考え方と行動を変えていく必要があります。

## そもそも「完璧」って何？

「完璧」について、今一度考えてみましょう。モノゴトを「完璧に遂行」することや、非の打ちどころのない「完璧な人」になることは現実的に可能でしょうか？

私たちは「完璧にモノゴトをこなす人」をイメージすることはできますが、それが完璧か否かをどう判断するのでしょうか？

仕事なら、さらに手をかけて、よりよいものにすることができるでしょう。家事なら、「完璧に終わらせた」ことでも、視点を変えればまだまだ手を加える余地があるでしょう。成長ということを考えた場合、「完璧な人間になった」と思ったとしても、日々学ぶことはありますし、環境の変化により、それまで考えていた「完璧な人間」が評価されなくなることもあるでしょう。モノゴトや人に、「完璧」や「１００％」という概念はそぐわないものです。完璧主義の背景に「自分に力があると感じたい」「他者から力があると思われたい」気持ちがあるのなら、なおさら７０点の合格をめざすほうがよいでしょう。例をあげてみます。

- １００点のモノゴトをめざすけれど、とても時間がかかり、期日には到底間に合わない
  ⇒ ７０点の仕上がりなら、大目めざす期日までに終わりられる

- １００点の自分をめざすけれど、感情が不安定でストレスフルで、日々がつらい
  ⇒ ７０点の自分なりに、感情が安定していてストレスも少なくて、日々がこそ楽しい

- 他者に１００点を要求するけれど、その通り動いてくれない。その気持ちが伝わり相手がイライラしている
  ⇒ ７０点の水準でもじゅうぶん達成なら、相手も、ストレスも少なくて、相手の行動も伝わる

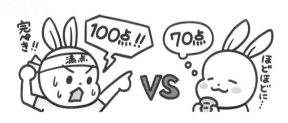

## ７０点で切りをつけて、ブラッシュアップする方法

Googleなどの先進的な企業では、モノやサービスの開発を見切り発車でスタートさせることが有名です。下準備が十分に完成してからではなく、完成度が低いうちにスタートし、顧客の反応を見てニーズをつかみながらモノやサービスを洗練さ

せていくスタイルです。完璧主義をやめられない人におすすめしたいスタイルです。

　７０点でいったんの合格ラインとします。そこから余裕があれば８０点、９０点にレベルアップさせます。とりあえずモノゴトは「できている」ので、自分も周囲もひとまず納得できます。そして、時間や精神面で余裕があれば、その質を高めるようにします。前述の通り、本当の「完璧」はありませんから、質を高めるにもどこかで終わりにせざるをえません。その際は期日や、仕事であれば上司の判断、家事や自分自身のことならマイルールの設定が必要です。

## 双極症と完璧主義

　双極症かつ完璧主義の人は、症状のために「完璧」を実現することが難しいので、病気を持たない完璧主義の人に比べて、より不全感や自己否定感を抱きやすいと考えられます。気分の波があると、「いつも同じレベルの合格ライン」を設定することもかないません。また、軽躁状態にできる作業のレベルを「完璧」と考えてしまうと、それ以外の抑うつ状態はもちろん、気分症状のない寛解期にも自己不全感に苦しみます。

　双極症の人は気分症状に合わせた合格ラインの設定が必要です。軽躁・躁状態では、むしろ高得点をめざさないことが後々の抑うつエピソードにとってプラスであることも覚えておきたい点です。

## まとめ

　世の中に「完璧」はなく、人は望めばいつまでも成長できるもの、モノゴトもどこまでもブラッシュアップできるものです。

　「伸びしろを残しておく」「できあがってしまったら後がつまらない」「どんなモノゴトも、磨けば磨くほど高みをめざせる」

　そんな発想の転換も、生きづらさを緩和してくれる１つのアイデアです。

## ポイント

- 完璧主義にはポジティブな側面も。完璧主義が自身にどう影響しているか考えてみよう。
- 自己効力感や他者からの信頼を得られるのは、実は「70点合格主義」かもしれない。
- 双極症と完璧主義は相性がよくないと認識し、肩の力を抜く発想の転換も取り入れよう。

# 24

# 混合状態の特徴と
# 気をつけるべきポイント

Q 混合状態がどのような状態なのか、わかりません。「うつ⇒躁、躁⇒うつの移行のときに起こりうる」と説明されますが、混合状態が5年以上続くことはありますか？　ベースは抑うつですが無理をすれば動ける程度で日によってかわります。また、混合状態のときはどうすべきなのでしょうか？

　混合状態を体験した方は、「躁やうつだけのときよりもつらい」と話されることがあります。

## 「混合状態」とはどんな状態なのか？

　混合状態は、躁症状と抑うつ症状が同時に存在する状態像です。精神活動の3つの要素「気分」「思考」「意欲」のそれぞれに「減弱」と「興奮」の2極を想定すると、その組み合わせは8通りとなります。3つの要素がすべて「減弱」であれば「抑うつ状態」、すべて「興奮」であれば「軽躁・躁状態」となります。しかし、3つの要素は必ずどちらかの極に存在するわけではなく、1つの要素が他の2つの要素の対極に位置するときに「混合状態」となります。先ほどの8通りのうち、6通りが「混合状態」となるわけです。

　例えば、「気分」は「減弱（うつ）」、「思考」「意欲」は「興奮（躁）」のケースなどです。このケースでは、躁状態のときのように次々に考えがわいてきます。意欲も高く、活動的でじっとしていられない状態です。ただ、気分は「減弱（うつ）」の極に位置していますから、どんどんわいてくる考えはネガティブな内容が占めます。焦燥感が強く、場合によっては、自殺念慮（死にたい気持ち）から実際に行動してしまうリスクも高い状態です。意欲も「減弱（うつ）」であれば、行動するエネルギーがありませんから、抑うつ状態のときより、混合状態のほうが自殺リスクは高いと言われています。

| 気分 | 思考 | 意欲 | すべて減弱 ‥‥‥‥‥▶ | 抑うつ状態 |
|---|---|---|---|---|
| 気分 | 思考 | 意欲 | すべて興奮 ‥‥‥‥‥▶ | 軽躁・躁状態 |
| 気分 | 思考 | 意欲 | 減弱と興奮が混じる ▶ | 混合状態 |

### どんなときに「混合状態」になりやすいのか？

　「躁状態から抑うつ状態へ変わるとき」、もしくは「抑うつ状態から躁状態へ変わるとき」に出やすい状態です。抑うつ状態で使用した抗うつ薬がきっかけで起こることもあります。双極症患者が最初に医療機関を受診したときの気分症状について調べた研究[*1]では、抑うつ状態70％、混合状態15％、躁状態4％でした。

　初診時に混合状態である方が約7人に1人ということです。

### 「混合状態」が5年も続くことはある？

　双極症を発症してからの病気にかかっている期間のうち「軽躁・躁状態」「抑うつ状態」「混合状態」「寛解期」の占める割合をⅠ型、Ⅱ型別に見てみましょう[*2,3]。

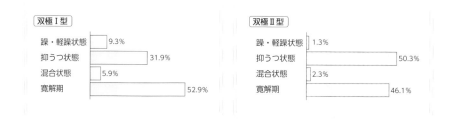

　Ⅰ型では全期間の6％弱、Ⅱ型では2％強を占めています。つまり、発症から30年経ったとして、Ⅰ型で1.8年、Ⅱ型で0.6年ほどが混合状態を示す時期となります。また、ひとつの躁病エピソードは1〜4カ月ほど、抑うつエピソードは約3カ月〜半年ほど続くのが一般的です。また、エピソードとエピソードの間には寛解期があります。よって、混合状態が丸5年も持続することは考えにくいです。

### 「混合状態」の診断について

　DSM−5の診断基準では、躁病・軽躁病エピソード、または抑うつエピソードに「混合型」の特定因子というものを付記します（表）。

　ベースが抑うつエピソードで「無理をしたら動ける」場合は、「抑うつエピソードにおける混合型の症状のA」の1〜7の診断基準の3つを満たすことはなく、抑うつ状態ではあるが、寝たきりレベルではなく、なんとか活動できる状態かと推測します。現状のエネルギーでできる活動を超えて無理されているので、翌日はかなりつらくなると感じます。また診断基準では気分エピソードの期間中は、「毎日の大半の時間」に混合症状を認めることになっていますから、日ごとに変わる状態は含まれません。

＊躁病または軽躁病エピソード、混合性の特徴を伴う症状
A． 躁病・軽躁病エピソードの基準を満たす期間、以下の抑うつ症状のうち少なくとも３つが毎日の大半の時間にわたって存在している。
　　　　１．顕著な不快気分または抑うつ気分
　　　　２．興味と喜びの減少
　　　　３．ほぼ毎日の精神運動抑制
　　　　４．疲労あるいは気力の減退
　　　　５．無価値感あるいは罪責感
　　　　６．死についての反復思考、自殺念慮、自殺企図
B． 混合症状は他者により気づかれ、普段の行動とは異質なものである。
C． 躁とうつの両者の基準を満たす場合、診断は混合性の特徴を持つ躁病エピソードとする。
D． 物質乱用・薬物療法・他の治療の影響によるものを除外する。

＊抑うつ病エピソードにおける混合型の症状
A． 抑うつエピソードの基準を満たす期間、以下の躁病・軽躁病症状のうち少なくとも３つが毎日の大半の時間にわたって存在している。
　　　　１．高揚した開放的な気分
　　　　２．自尊心の肥大または誇大妄想
　　　　３．多弁または喋り続けようとする衝動・気分
　　　　４．観念奔逸
　　　　５．目標指向性の活動の増加
　　　　６．まずい結果になる可能性が高い活動への熱中
　　　　７．睡眠欲求の減少（睡眠障害と区別すること）
B． 混合症状は他者により気づかれ、普段の行動とは異質なものである。
C． 躁病または軽躁病エピソードの基準を満たす場合、診断は双極性Ⅰ型障害または双極性Ⅱ型障害とする。
D． 物質乱用・薬物療法・他の治療の影響によるものを除外する。
＊ DSM − 5 をもとに作成。

## 混合状態を伴うケースの特徴

　躁病エピソード中に混合症状を伴うケースと、純粋な躁病エピソードのケースではどのような違いがあるのかを調べた研究を紹介します[4]。

・躁病エピソード中の患者１６９例が対象。患者の計２７％（４６／１６９例）に混合症状を認めた。
・混合症状を伴う患者では、過去の気分エピソードの回数が有意に多く、抑うつエピソードと混合エピソードの回数が、躁病エピソードより多かった。
・混合症状を伴う患者では、抑うつエピソードでの発症、自殺念慮の経験、ラピッドサイクラーへの移行、パーソナリティ症の合併が有意に多かった。
・躁病エピソードのみの患者では、入院歴、躁病エピソードでの発症、双極症の家族がいること、気分と一致する幻覚や妄想などの精神病性の症状、大麻の使用が有意に多かった。

・試験終了時点での回復レベルに有意な差はなかった。
・試験終了時点で混合症状を伴う患者では、躁病エピソードのみの患者より、心理社会的な困難を伴う傾向が強かった。

　この研究では、躁病エピソードの患者さんの４人に１人以上の割合で混合症状が認められています。混合状態を呈する躁病患者さんは、気分エピソードの回数が多く、自殺念慮をもつリスク・ラピッドサイクラー（急速交代型）となるリスク・心理社会的な障害を起こすリスクが高いなど、予後にも影響するため、躁病エピソードのケースでは抑うつ症状が混在していないか確認することが大事です。

## 混合状態での薬物治療について

もう１つ、混合状態での薬物治療についての研究結果を紹介します[*5]。

・混合状態における躁症状に対しては、非定型抗精神病薬のいくつかで有効性が確認されており、オランザピンが最も効果が高い。
・混合状態における抑うつ症状に対しては、通常治療に ziprasidone（本邦未発売）を追加することが有効だが、躁症状に対しての治療よりも科学的根拠は弱い。
・オランザピン、クエチアピンに加え、バルプロ酸、リチウムも再発予防に有効である。

　現時点では、混合状態をターゲットとした特別な薬物治療はありません。
　リチウムが効かない場合はバルプロ酸を使います。抗うつ薬を使用している場合は中止します。また、上記の研究にあるように、気分安定薬に加えて非定型抗精神病薬を使用するケースが多いです。

## 混合状態と自殺企図について

　最後に「混合状態」と「自殺企図」についての研究を紹介します[*6]。

・双極症患者を５年間観察した結果、７１８人の患者において９０件の自殺企図が発生した。
・自殺企図の発生率は、混合状態では通常気分状態の１２０倍以上、抑うつエピソード中では通常気分状態の約６０倍だった。

　自殺企図は、躁・軽躁状態より、混合状態・抑うつ状態で多く、また、混合状態では抑うつ状態の２倍も起こりやすいようです。

　このような緊急性を認めるときは、ただちに医療機関を受診すること、家族など
の見守りの強化、自殺リスクが軽減するまでの入院加療が必要となります。医師も
気をつけて診ていますが、ご自身、ご家族も混合状態の出現がないかときどきセル
フチェックをお願いします。

＊1　Watanabe K, Harada E, Inoue T, et al. (2016). Perceptions and impact of bipolar
　　disorder in Japan: results of an Internt sirvey. Neuropsychiat Dis Treat, 12, 2981-
　　2987
＊2　Judd L Akiskal HS, Schettler PJ, et al. (2002). The long-term natural history of the
　　weekly symptomatic status bipolar disorder. Arch Gen Psychiatry 59(6), 530-537
＊3　Ludd LL, Akiskal HS, Schettler PJ, et al. (2003). A prospective investigation of the
　　natural history of the long-term weekly symptomatic status of bipolar II disorder.
　　Arch Gen Paychiatry, 60(3), 261-269
＊4　Reinares M, Bonnin CM, Hidalgo-Mazzei D, et al. (2015). Making sense of DSM-5
　　mania with depressive features. Aust NZ J Psychiatry, 49(6), 540-549
＊5　Grunze H, Vieta E, Goodwin GM, et al. (2017). The World Federation of Societies
　　of Biological Psychiatry (WFSBP) Guidelines for the Biological Treatment of Bipolar
　　Disorders: Acute and long-term treatment of mixed states in bipolar disorder.
　　World J Biol Psychiatry, 19(1), 2-58
＊6　Pallaskorpi S, Suominen K, Ketokivi M, et al. (2017). Incidence and predictors of
　　suicide attempts in bipolar I and II disorders: A 5-year follo-up study. Bipolar
　　Disord, 19(1), 13-22

## ポイント

　混合状態は多くの双極症の人が経験している。あなたも混合状態を経験し
ているかも。いままでの症状を振り返ってみよう。

　混合状態では様々なリスクがあるため、診断を満たすレベルでなくとも注
意しよう。

　混合状態の経験者は、家族や支援者と情報を共有し、今後の対策を検討し
ておこう。

# 25

# 躁状態でイライラが多い「不機嫌躁病」とは？

Q　現在、おそらく躁状態なのですが、まったく爽快感はなくイライラしてばかりです。本を読んで、『不機嫌躁病』というものを知りました。①躁状態で爽快感ではなくイライラが強いというのは、よくあることなのでしょうか。②不機嫌躁病について解説してください。　③どの程度のイライラならば許容範囲なのでしょうか。

　一般に「躁状態」というと、気分が上がり、明るく、笑顔の陽気なイメージがありますが軽躁や躁状態で「イライラ感」に悩まされる人は多いです。

## 躁状態でイライラが目立つことは、意外に多い

　双極症の診断基準の中から躁病エピソードの診断基準をピックアップしてみましょう。

＊躁病エピソード
A．気分が異常かつ持続的に高揚し、開放的または易怒的となる。加えて、異常にかつ持続的に亢進した目標指向性の活動または活力がある。このような普段とは異なる期間が、少なくとも1週間、ほぼ毎日、1日の大半において持続する。

　この記述のように、開放的な状態ではなく、易怒的な状態であっても「躁状態」です。易怒的というのは、「怒りっぽくなる」「ささいなことで怒る」という状態です。「イライラ感」はこれに当てはまるでしょう。
　躁状態の最初は爽快な気分だったのが、時間が経つと、イライラが目立つようになることがあります。または、ニコニコして上機嫌のようでいて、その人に誰かが何か反論すると途端に激高するということもあります。易怒性が高まると、ささいなことから怒りが爆発して、暴言や暴力に至ることもしばしばあります。
　易怒性は「周囲の人が困る症状」と見られがちですが、実は本人も苦痛な症状です。爽快感が目立つタイプの方は、心地よい軽躁や躁の状態を心のどこかで望む心

理が少なからずありますが、イライラの目立つタイプの方は軽躁や躁の状態になることは望ましくないと感じるでしょう。

### 「不機嫌躁病」とは？

「不機嫌躁病」は不機嫌が目立つ躁病エピソードを意味します。87ページで双極症の「混合状態」についてまとめましたが、不機嫌躁病は、その状態によってはこの混合状態と見なされます。混合状態は躁病エピソードの診断基準を満たしつつ、さらにいくつかの抑うつ症状を伴うものとされていましたが、ＤＳＭ－５は抑うつ症状を３つ以上満たすと混合状態とされます。最近ではあまり不機嫌躁病という表現は使われません。

### どの程度のイライラなら許容範囲内か？

イライラを外に出さないために自制することがさほど難しくないレベルであれば、許容範囲内でしょう。深呼吸したり、気分転換の活動をしてみましょう。

イライラから家族や大事な人に八つ当たりする、強い口調で責めるなど、自身でコントロールすることが困難なレベルであれば、イライラ感をターゲットにした治療が必要です。ましてや、暴言や暴力行為に至る場合は、人間関係の悪化や社会的立場の危機を想定し、早期の対応が必要です。また、イライラ感は軽度であっても本人にとって不快な症状なので、それを感じた時点で主治医に相談しましょう。

イライラの強いケースではリチウムよりバルプロ酸が合うケースが多く、薬物調整によってイライラは軽くなります。また、とくにイライラしたとき用の頓服を用意しておくことも有用です。また、「イライラしてしまってつらい」ということを話し合えるだけでも、苦痛は和らぎます。イライラ感のために思わぬことを口にしてしまったこと、人間関係に支障をきたしたことは、その後、抑うつ状態に移行した際に自分を責める原因となりえます。軽く見ずに、早めに相談、対処してください。

### ポイント

- 躁状態で爽快感よりイライラが目立つことはよくあること。「自分だけ」と悩まない。
- 診察の場で話題にしていないなら、まずは「イライラ」の症状について相談してみよう。
- うつ転したときの苦痛を和らげるためにも、イライラのケアは適切に、こまめに行おう。

# 26

# 「月経前不快気分症」と双極症との関連とは？

Q　産後の不安症状によって、現在、通院中です。過去にうつ病になったことがあり、家族もうつ病の経験があります。不安症状が主ですが、双極症の症状も感じます。生理前のイライラが強く、些細なことで爆発していましたが、今月は生理が終わってもイライラが収まらず、やはり双極症を疑っています。

もともとうつ病と診断されていた人が、治療の経過の中で軽躁・躁症状を起こし、双極症に診断が変わることがあります。また、不安症は双極症と併せ持つリスクの高い精神疾患です。

## 抑うつエピソードの特徴から双極症の可能性を考える

さて、明らかな軽躁病・躁病エピソードを過去に認めない抑うつエピソードのみの方に双極症を疑うサインはどんなことでしょうか？

以下の特徴のうち、５個以上該当する場合、その抑うつエピソードは双極症Ⅰ型の抑うつエピソードの可能性が高いと言われています。

- ・過眠または／かつ日中の居眠りの増加
- ・過食または／かつ体重増加
- ・過眠、過食以外の非定型うつ症状（鉛管様麻痺など）
- ・精神運動制止
- ・幻聴などの精神病性の特徴または／かつ病的罪悪感
- ・気分の変動性／躁症状
- ・最初の抑うつエピソードの発症が２５歳未満
- ・過去に５回以上の抑うつエピソードがある
- ・双極症の家族歴がある

※鉛管様麻痺とは、体が鉛のように重たく感じて動けない症状。
※上記を５つ以上満たしても双極症と診断されない場合もある。

質問のケースでは、抑うつエピソードは１回で、家族に双極症の人はいない様子です。

## ▶ I型、II型それぞれの抑うつエピソードでの特徴

　I型とII型で、抑うつエピソード中に見られる症状の違いや、経過や疫学上の傾向があります。

　I型…幻聴などの精神病性の症状、焦燥感がよく見られます。抑うつ状態の重症度が高く、入院が多い、抑うつエピソードの持続期間が長いなどの傾向があります。

　II型…自殺念慮や自殺企図、不安、月経前不快気分、アルコール乱用（女性のみ）、非定型的な抑うつ症状（過眠、過食など）が多い傾向があります。また、病気にかかってからの期間を抑うつ状態で過ごす割合が多い、気分エピソードの回数が多い、ラピッドサイクラー（急速交代型）が多い、女性が多いなどの傾向もあります。

## ▶ 月経前不快気分症とは？

　月経前に起こるイライラや感情の爆発について考察します。「月経前不快気分症（PMDD）」はII型の女性でよく見られますが、一般の方にも知られているのは「月経前症候群（ＰＭＳ）」と呼ばれる月経前の不調です。

> ＰＭＳの症状
> ・月経の３〜１０日前より精神的、身体的に不快な症状が出現するもの
> ・身体症状としては、乳房の張り、体のむくみ、頭痛、眠気、だるさなど
> ・精神症状としては、イライラ、不安など
> ・月経が始まると、これらの症状は改善する

　PMSでは、月経前のホルモン変化から、不快な身体症状やイライラや感情の不安定さなどの精神症状が出て、日常生活に支障をきたします。精神症状による影響はPMDDに比べると軽度です。また、ＰＭＳは精神疾患には属しません。
　ＰＭＳより精神症状が顕著に出て、精神症状により日常生活や社会生活に大きな支障が及ぶものを「月経前不快気分症（ＰMDD）」と呼びます。

PMDD の症状
・過去１年のほとんどの月経周期において、月経前７～１０日より、抑うつ気分、不安、易怒性、感情の不安定さなどの精神症状が顕著に現れている
・月経開始後、数日のうちに症状が改善する
・これらの症状は日常生活を著しく障害するほど重症
・月経後少なくとも１週間は完全に消失している期間がある

　ＰＭＤＤはＰＭＳと異なり、ＤＳＭという診断マニュアルではうつ病と同じグループに入れられている「精神疾患」です。月経周期に一致した精神症状があり、また、その症状が家族との関係や仕事に影響するほどのものである場合は、ＰＭＤＤを考えます。ＰＭＤＤのイライラ、怒りっぽさは激しく、暴力を伴うことすらあります。

　質問者さんの気になる点は、「月経が始まっても、精神症状が持続している」という点です。これは前述のＰＭＤＤの特徴に合致しません。ＰＭＤＤでは、月経が始まると少しずつ症状は和らぎます。また完全に病状のない時期が１週間あることが診断の条件です。

　よって、質問者さんが経っておられるように双極症を検討する必要があります。

## ＰＭＤＤは双極症と間違われやすい

　月経について詳細に問診せず、また患者さんも月経との関連を疑わずにいる場合、「周期的にイライラしたり感情不安定になる時期がある」「その症状は一定期間持続する」「何もないときは落ち着いている」などの特徴から、ＰＭＤＤは、双極症と誤診される可能性があります。もちろん、詳細に問診すれば抑うつエピソード、軽躁病エピソード、いずれの診断基準も満たさないことは明らかになります。逆に、婦人科でＰＭＤＤと診断され治療を受けている中で、抗うつ薬を処方され、躁転して双極症が明らかになるケースもあります。

　ＰＭＤＤを疑った場合、家族に双極症の人がいないか、過去に抑うつエピソードがないか、それは若年発症ではなかったかなどの点に注意する必要があります。

## ＰＭＤＤと双極症Ⅱ型は併存しやすい

　両者が誤診される可能性のある一方で、ＰＭＤＤと双極症（とくにⅡ型）を併せ持つケースが多いことも指摘されています[*1]。

　ＰＭＤＤの診断基準を満たす女性では、双極症Ⅱ型の併存率が高いとの報告があります。併存ケースの場合は、月経が始まっても気分症状が継続していることに矛盾しないでしょう。

＊1　山西歩（2013）月経前不快気分障害（PMDD）と診断しその治療中に双極Ⅱ型障害が顕在化した2症例、女性心身医学、17（3）、311-317.

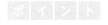

★ 毎月、月経前の精神症状に悩んでいる人は、月経前以外の時期に不調がないか検討しよう。

★ すでに双極症の診断のある女性は、月経前に精神症状が悪化していないか検討しよう。

★ 診断されている病気以外が気になるときは、あれこれ悩むより、まずは主治医に相談しよう。

# 27

# 抑うつ状態でも躁状態でも入浴できない……習慣化のヒント

**Q** 抑うつ状態だと気力がなくて、お風呂に入る気になれません。躁状態だとお風呂に入る時間すらもったいなく感じてしまい、なかなかお風呂に入れません。習慣化する方法はありますか？

気分症状によって、生活習慣や身の回りのやるべきことが乱されるのは、"双極症の人あるある"です。部屋の掃除や片づけ、料理、洗濯なども同様でしょう。抑うつ状態でだけ「やるべきことができない」と困るのではなく、抑うつ状態とは違った理由で、軽躁・躁状態でも「やるべきことができない」と悩むことがあります。

## 入浴はハードルの高い日常活動

日常の活動の中でも「入浴」は、かなりハードルの高い活動です。とくに一人暮らしの場合、その工程は「歯磨き」に比べると格段に多いです。風呂掃除、湯をはる、服を脱ぐ、洗髪する、体を洗う、湯船に浸かる、体をふく、湯を抜く、服を着る、髪を乾かす、スキンケアをする……。

抑うつ状態で億劫になるのは当然、躁状態で目的志向型の活動に重きをおいているケースでも省きたくなる活動です。

## 入浴の目的や効用について

入浴の第一の目的は、身体を清潔にすること、身なりを整えるベースをつくることです。それに加えて湯船に浸かることのメリットもあります。

①温熱効果：血行がよくなり、血液中の老廃物や二酸化炭素の代謝が促進される。
②静水圧効果：水圧により全身に対するマッサージの効果がある。心地よいうえに、むくみも改善する。
③浮力効果：水の中では浮力がかかるため、関節や筋肉が緩んで全身がリラックスできる。

　さらには、40℃のお湯に20分ほど浸かると深部体温が1℃上昇し、その後、深部体温が下降するタイミングで眠りにつくと、寝入りがよくなり睡眠の質も上がります。シャワーでは、これらの効果は薄くなります。

　このような効果があるため十分な入浴が毎日できれば理想ですが、双極症の人はいろんな状態のときがありますから、精神安定を優先し、入浴は妥協することも大事です。

### 入浴を段階分けしてみる

「入浴」という活動を状態に応じて段階分けしてみましょう。

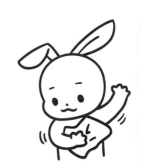

　⓪何もしない。入ることをあきらめる。
　①ふき取りシートや絞ったタオルで体をふくのみ。
　②体をシャワーで洗い流すのみ。
　③ドライシャンプーのみ。
　④髪の毛だけ洗う。
　⑤シャワーで髪と体を洗う。
　⑥体を洗って湯船に浸かる。洗髪なし。
　⑦体も髪も洗って湯船に浸かる。

　抑うつ状態で寝たきりのときは、⓪でしょう。それ以外の状態のときは、①〜⑦のどのレベルの入浴でも合格とします。毎日湯船に浸かることを、すべての人がめざす必要はありません。人前に出る必要があるときは衛生面が気になるでしょうが、明らかに不潔な印象さえ与えなければOKです。多少髪の毛がヘタっていても許容しましょう。

### 入浴をスモールステップで習慣化する

　どの気分レベルでも100点の「入浴」を習慣化したいと考えている人は、いま1週間に1度しか入浴できていないとすれば、スモールステップで習慣化をめざしましょう。急に「毎日お風呂に入ろう」と奮起しても、気分の波もありますから、習慣化するまでに脱落することが目に見えています。ここはまず、先ほどの①〜⑦を参考にして、無理のないレベルの「入浴」を、スモールステップの1ステップ目に設定してほしいと思います。

　また、習慣化すると言っても双極症の人は気分の波があることが前提ですから、①〜⑦のいずれかが行えれば「できた」としましょう。習慣化するには「起きたらカーテンを開ける」のような単純な活動で3週間が必要、「運動習慣を身につける」のような複雑な活動で66日が必要と言われています。レベル⑦の入浴はその中間

くらいでしょうか。

　また、「6週目の時点で週に4回以上その活動ができていると、習慣化の可能性が高まる」との報告があります。まずはハードルの低いレベルの入浴でいいので、数多く達成できるようにすることをお勧めします。

## 気分によってマイルールを決めよう

　湯船に浸かることの効用は大きく、できたらゆっくり毎日入りたいと思う人は多いでしょう。一方で、それができないと自分を否定したり、落ち込む人がいることも事実です。「入浴はできるレベルですること」「ひどいうつのときは、できなくてもOK」とルール化しておくと、各気分の時期でむやみに悩まずにすみます。

　入浴は双極症の人にとって大切な「ストレス解消」と「質の良い睡眠」に効果大ですから、体力・気力的に可能ならば、リラックスタイムとして、読書したり音楽を聴いたりしながらゆっくり入浴するようにしましょう。普段、いろいろと考えごとをしがちなら、「入浴タイムはボーッと考えごとをする時間」と決めるといいですね。

## ポイント

> ★ 「入浴しなければいけない」と思いこまず、自分にとっての位置づけを今一度考えてみよう。
>
> ★ 「入浴」をレベル分けして、状態に応じた「入浴」をしたら、「できた」と考えよう。
>
> ★ 最低レベルの入浴でもいいので、「できた」の回数を増やして、習慣化につなげよう。

# 28

# 朝、決まった時間に
# 起きるための工夫

　　　　　朝、決まった時間に起きるコツについて知りたいです。自宅で治療に専念
する生活を送っていますが、起床時間がどうしてもバラバラになってしまい
困っています。

　双極症に限らず、現時点で病気のない方でも、朝決まった時間に起きる価値は大
きいです。起床時間のばらつきは、メンタル面への悪影響、日中のパフォーマンス
の低下、さらには夜の睡眠の質の低下を引き起こします。定時起床の前提条件と、
定時になかなか起きられない背景を３つあげて解説します。

## 定時起床をしたいなら、まずは□□に取り組もう

　起床時間を一定にしたいなら、睡眠の質を改善することが前提となります。よい
眠りが十分にとれると、翌朝自然に目覚めることができます。

　定時に起きるための工夫
- 軽くでもいいので朝食をとる（できればしっかり噛めるもの）
- 午前中に少なくとも１５分、日差しを浴びる
- 日中の活動量を増やす。少なくとも３０分の散歩をする（就寝時間間近の運動はＮＧ）
- 就寝の２時間前より入浴。４０℃前後の湯舟に２０分ほど浸かり、深部体温を上げ、寝つきをよくする
- １５時以降はカフェインをとらない
- 室温を適温に保つ（「足元だけ」など局所が温まる方法はＮＧ）
- 夕食後は部屋の照明を落とす
- 眠る１、２時間前はスマホやパソコンの画面を見ない
- 眠気が来てから布団に入る
- 寝室は完全に暗く・静かにする

### 睡眠時間にこだわらない

　7時間前後の睡眠が理想で、それより短かすぎたり長すぎたりすると寿命を縮めるという報告がある一方で、その人その人に適した睡眠時間があるのも事実です。自分の体を使って実験し、最適な睡眠時間を確認していきましょう。起床時にスッキリしていて、日中の活動がスムーズに行え、自身の力が十分に発揮できていると感じ、昼食までに眠気が起こらない状態のときの睡眠時間が、あなたにとってベストの時間です。

### 決まった時間に起きられない3つのシチュエーション

　「決まった時間に起きられない」には、3つのシチュエーションが考えられます。

### ①アラームが鳴っているのに、目めてしまう

**＊アラームの設定を工夫する**

　人の睡眠はノンレム睡眠とレム睡眠を繰り返し、睡眠の序盤にノンレム睡眠という深い睡眠が現れ、明け方にレム睡眠の割合が多くなってきます。レム睡眠のタイミングで目が覚めると、起きやすく爽快感が得られます。その一方で、ノンレム睡眠中はアラームが鳴っても気づかなかったり、不快な目覚めになりがちです。レム睡眠中に覚醒するのがベターですが、レム睡眠がいつ起こっているかを予測するのは困難です。7時に起きたいなら、「6：40」と「7：00」の2回セットしましょう。スヌーズ機能だと間隔が短すぎ、ノンレム睡眠中に何度もアラームが鳴ってしまうので、20分の間隔をあけて2回セットをお勧めします。

**＊睡眠計を取り入れる**

　睡眠時間や睡眠の深さなどを測定し、ベストな時間に起こしてくれる「睡眠計」も、試す価値があります。腕時計型、リストバンド型、据え置き型など、さまざまな商品があります。

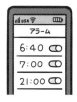

**＊カーテンを開けておく**

　寝室のカーテンを開けておくのもオススメです。季節や天候によって変動はあるものの、太陽光は非常に明るく、その明るさだけでも覚醒が促されます。夏の晴天時は約10万ルクス、冬の曇りの日は約15,000ルクス、雨の日でも約5,000ルクスあり、一般的な室内は750〜1,000ルクスですから、太陽光のパワーは圧倒的です。太陽光を浴びると睡眠を促すメラトニンの分泌が抑えられ、覚醒を促すセロトニンの分泌が活発となり、相乗効果で目が覚めていきます。

＊高照度光照射装置を導入する

不眠症や季節型のうつ病の方に勧められる光療法に、「高照度光照射療法」があります。一般的には、５，０００〜１０，０００ルクスの光を３０分〜１時間照射します。興味のある方は通販サイトで「光療法　ライト」と検索してみてください。ライトを設置すれば、季節や天候に関わらず、一定の光で覚醒できます。

＊とにかく行動する

　「やる気が出ないから○○できない」とよく言いますが、実は「○○に取りかかる」ことによって「やる気が出てくる」ことが知られています。覚醒も同様で、「目が覚めないから起きられない」と考えがちですが、布団をめくって体を起こし、床に足を付け、歩きだすといった行動によって覚醒スイッチが次々にオンとなっていきます。

　この場合は、まだ抑うつ症状が強く、その症状の改善が優先される時期だと考えられます。定時起床はハードルが高いので、まずは午前中に起きられたら○Ｋとするなど、クリアできそうな目標を設定しましょう。もし可能なら、布団の中で覚醒を促す活動をしてみましょう。

・顔のふき取りシートを枕元に置いておき、プチ洗顔でさっ
　ぱり感を得る

・歯磨きシートで口の中をリフレッシュする

・ガムやグミを噛む

・５分だけでも座った状態にトライする

　しんどくても、何かできることに取りくめたことで布団から出られないことへの罪悪感や無力感を和らげる効果もあります。

　人間は基本的に「昼に活動し、夜間に眠る」生き物ですが、活動に向く時間帯には個人差があることが知られています。この生活パターンを「クロノタイプ」といいます。「日周指向性」「概日リズム型」とも呼ばれます。「朝型」「夜型」もクロノタイプですが、研究者によって４つに分けるなど分類はさまざまです。クロノタイプは、とくに用事のない日の活動の傾向を見ることで簡易的に知ることができます。

・「朝早くに覚醒し、昼間に活動的で、夜は早めに就寝するタイプ」

・その他「午前中は調子が上がらず、夕方以降に活動的となり、遅い時間に寝るタイプ」

クロノタイプは半分ぐらいの確率で遺伝的に決まるもので、夜型の人が「5時に定時起床する！」と意気込んでも長くは続きません。自身のクロノタイプに合った「定時起床」をめざしましょう。

## ポイント

- 決まった時間に起きたいなら、睡眠の質を上げること。時間数にはこだわらなくて OK。
- 決まった時間に起きられない背景に何があるかをチェックし、適した対策を検討しよう。
- 無理のない目標設定をして、少しずつ理想の時間に起きられるように取り組んでいこう。

# 自分は本当に双極症なの？

双極症Ⅱ型と診断されて治療中です。SNSで双極症の方の投稿を見ると、病状がはっきりしており、「自分は軽いほうかな？」と感じます。過去に気分エピソードはありますが、そこまで重い症状はなく、服薬して半年が経ち状態は落ち着いています。自分は本当にこの病気なのでしょうか？

インターネットが普及する以前は、同じ病気をもつほかの人の病状や普段の様子を知ることはほとんどできませんでした。勉強会や当事者会などで出会うことはあっても、それは少数で、精神疾患の偏見もあり、病名をオープンにしてほかの人と交流する機会は限定されていました。

ところが現在は、TwitterをはじめとするSNSやブログなどで個人が簡単に情報を発信できるようになりました。ネット上で、同じ病気をもつ人を簡単に見つけられるようになり、匿名での交流もしやすくなっています。

このことはとくに、リアルで病気をオープンにしていない（できない）人にとっては福音です。多くの人がそういったICTを利用し、情報収集をしたり、交流により励まされたり、癒しを得たりしていることでしょう。

その一方で、ほかの人の病状を具体的に知ることで、心がざわつく方もおられるでしょう。

## SNSなどで得られる病気の情報について

まず、同じ診断名であっても、AさんとBさんとCさんの病状はもちろん、その背景にあるもの（生育歴、性格、発達特性、現在その人を取り巻く環境など）もそれぞれ異なります。いろんな情報に触れる中で、「そうそう！　私にも同じ症状がある」「この人が言う通りだなあ」などと感じることもあれば、「この症状は私には全然ないみたい」「この人の意見は私には合わないな」などと感じることもあるわけです。

同じ診断でも１００人いれば１００人の双極症の現れ方があるので、共感できること、できないことがあって当然です。ただ後者の「この症状は私には全然ない」ということが高じれば、自身の診断を疑うようになるかもしれません。

他の人の病状や体験はあくまで「参考」と考え、自身の病気の認識に影響しない程度にお付き合いしましょう。

「症状が軽い」＝「双極症ではない」のか？

　ここで質問の悩みを整理してみます。ポイントは 3 つです。
①ほかの人と比べて症状が軽いようだ。症状がハッキリしていない。
②過去には軽躁病エピソードも抑うつエピソードも明確にあった。
③薬物治療で改善し、安定している。

＊双極症の診断
　まず、双極症の診断についてですが、明らかな躁病エピソードが 1 回でもあれば双極症Ⅰ型と診断され、軽躁病エピソードと抑うつエピソードが 1 回ずつ確認できれば双極症Ⅱ型と診断がつくことになります。
　このケースは明らかに軽躁病エピソードも抑うつエピソードもあったので、双極症の診断がついたのでしょう。

＊今後の経過は予測できない
　①については、現在、診断から半年ほど経った時期のようですから、気分変動のサイクルが年単位であれば、今後、時間を空けてまた気分エピソードが出現すると考えられます（薬物治療と生活の管理が非常にうまくいっていれば、長期間再発しないかもしれません）。

＊治療が効いている可能性
　③について、「治療を開始してから気分の波が安定している」という実感があることから、治療がうまくいっていると見られます。これは薬物の効果だけでなく、病気について知り、日常生活で気をつけるべきことをしっかり実行されていることが効果を奏したのでしょう。
　ほかの人と比べて症状がハッキリしないのは、うまくコントロールされているからにほかならないと思います。

＊実際に比較的軽症なケースの可能性
　質問者さんは、気分症状が実際に軽度で、期間も短いタイプであることも考えられます。
　前述の通り、同じ診断名でも症状や経過は千差万別です。以前に気分エピソードに該当する症状があったわけですから、双極症の診断は揺らぎません。また、軽度とはいえ、病気のない人には認めないレベルの気分変動があったわけですから、や

はり、診断は揺らがないと考えます（ＤＳＭなどの診断基準に則って双極症と診断されていることが前提です）。主治医の診断に疑問がある場合は、セカンドオピニオンを求めることも１つの方法です。

### まとめ

双極症に限らず、軽症の場合は「○○病です」と言うことがはばかられるような感情をもつことがあるでしょう。また、「これは病気ではなく、ただの甘えではないか」「より大変な人がいるのにこれくらいでつらいとは言えない」などと考えたりもするものです。

でも、それとこれとは別の話です。あなたは「自身の病気」で悩んだり苦しんだりしていて、「自身の病気」と向き合って、うまくつきあっていく方法を模索しているわけです。ですから、他者と比べて一喜一憂するよりも「自分の病気は自分だけのもの」と考えるよう、心がけてください。

### ポイント

★ ＳＮＳにはプラスの面とマイナスの面がある。どちらも認識しながら活用していこう。

★ 病状は千差万別。たとえ軽症であっても、あなたが「双極症」であることは揺らがない。

★ 他者と比べて症状が軽いから問題がないわけではない。自身の感じ方を大事にしよう。

# 再発は「自業自得」なの？
# 再発したときにすべきことは？

Q　8年間安定していましたが、薬の飲み忘れが増えて再発してしまいました。自分らしくないひどい言葉で後輩を叱責したときに「おかしいな」とは思ったのですが、軽躁と気づけませんでした。自業自得ですが、つらいです。再発したときの心のもちよう、やるべき行動などアドバイスください。

　双極症に再発はつきものです。長期間安定していた人でも、再発の予兆をとらえきれず、対処しきれず、再発してしまう。この病気の難しさが端的に表れています。

## 安定しだすと気が緩むのは「普通」のこと

　初めて安定しだした頃はきっと、慎重に日々を過ごしていて、ささいな予兆にも「まあ大丈夫だろう」ではなく、「もしかすると再発かもしれない」と真剣に自身と向き合っていたのではないでしょうか？

　しかし、安定した日々が当たり前になってくると、それを支える生活習慣や薬物治療、ストレス対処、予兆の対処について、危機感が少しずつ薄れてくるものです。

　また、ある日の生活リズムが乱れたり、内服を1日うっかり飲み忘れたところで、即日に再発するのではないという点も、気のゆるみにつながります。

　ですが、再発が起こったとき自分を責めるのは得策ではありません。「自分は本当にダメなやつだ」「どうしてあのときちゃんと対処しなかったんだ」などと自分を責めると、自己肯定感が低下し、改めて治療に取り組む気持ちの妨げになります。

　とくに、抑うつ状態に陥っている場合は、「もう自分なんてどうなってもいい」「治療なんて真面目に取り組んでも無駄だ」などの投げやりな考えにとらわれ、回復の道が遠のくことが心配です。家族や友人も、懸命に援助してきたからこそ悔しい気持ちになるかもしれませんが、本人を責めないでおきましょう。

　本人を責めたら、家族や友人が離れることを恐れて、必要な活動を徹底的に行い、避けるべき行動を完全にゼロにするかもしれません。しかし、そんな無理は長くは続かないものです。例えば、ダイエットに失敗して家族に「意思が弱い」「生活習慣病になっても知らないからね」などと言われ、「もう毎日野菜しか食べない！」などと宣言しても続かないのと同様です。

## 再発を「自業自得」ととらえないで！ ―やりたいことを実現するために

「自業自得」という言葉は本人を「責める言葉」です。当事者自身が使うこともあれば、家族や支援者、さらには医師も、「自業自得」というニュアンスで、再発について振り返ることがあるかもしれません。また、再発してほしくないという思いから、再発するとどういったことが起こるのかについて、客観的視点から厳しい話をすることもありますが、表現次第では「脅し」ともとれる説明になりがちです。

また、本人も「"トラブルを起こさないために"治療に取り組まなければ」と思い込みがちです。どんなリスクがあるのかはもちろん知っておくべきですが、「ネガティブな事態をさけること」を再発予防の主なモチベーションにするのは違う気がします。

双極症のみなさんには「やるべきこと、やりたいことを実現するために病気をコントロールしていこう」というモチベーションで治療に取り組んでほしいです。

## 戦略的な振り返りを

再発のきっかけとして「①具体的にどのような点がよくなかったのか？」ということを、自分で、または支援者と協力しながら書き出してみましょう。

次に、「②具体的にどのような点がよかったのか？」ということも同じように書き出してみましょう。今回再発してしまったにせよ、何年間も安定して過ごしていた人なら安定のコツのようなものが、ご自身なりにつかめているはずです。たとえ半年で再発してしまったとしても、よくなかった点とともに、必ずよかった点があります。再発後は「自業自得」をはじめとするネガティブワードに打ちのめされるかもしれませんが、「よかった点」を見出すことが、次の長期の安定につながると考えましょう。

①②を書き出したら、次は戦略会議です。

①については、改善案を練り、無理難題にならないように気をつけながら、改めて回復＆維持のルールを設定しましょう。②については、それらを今後も継続するとともに、よりよい方法がないかを検討してください。

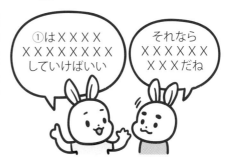

① よくなかったこと

② よかったこと

①は××××
×××××××
していけばいい

それなら
××××××
×××だね

- ★ 双極症はコントロールが難しい病気。再発は「普通」のことと考えよう。
- ★ 本人はもちろん、周囲の人や支援者、医療職も、再発を「自業自得」と感じていないかチェックしよう。
- ★ 本人も周囲も、再発したことを責めずに、経過を振り返って、次の再発予防に役立てよう。

# 抑うつ状態のときは
# できる範囲で活動すべき？

Q　抑うつ状態でもできる範囲で活動したほうがいいと聞きますが、やっぱり
寝ているだけより、何かしたほうがいいですか？

　抑うつ状態は心身ともにつらいものです。意欲が低下し、終日ベッドで過ごす状態になる人も多いです。そこまでではなくとも、通常気分のときには楽しめていた趣味や活動ができなくなり、仕事や家事、対人交流に支障をきたします。

　主治医は何か活動するよう促すけれど、とてもそんなことはできそうにない、それくらいつらい、と感じる方もおられるでしょう。

## 抑うつエピソード中でも、できる範囲で活動したほうがよい

　抑うつ状態のときでも「できる範囲で活動したほうがよい」というのが答えです。

　一方で、「抑うつ状態のときはこうしましょう」というルールはありません。なぜなら、ひとくちに「抑うつ状態」と言っても、1人ひとり症状のレベルの違いがあるからです。また、「抑うつ状態」でも、経過中に抑うつ状態のレベルは変化し、その時々での助言は異なるからです。

## でも、しんどい過ぎて何もできないのですけど？

　ＳＮＳでも、「現状でできることをしよう」という主旨の発信をすると、「無理です」「何もできません」という反応が必ずあります。極限の抑うつ状態のときはたしかにそうでしょう。

　その一方で、最低限の身の回りのことができている状態だとしたら、意外とできる活動はあるものです。最低限の身の回りのことができている状態は、少なくても何か口にしている、トイレに行ける、時々着替えや歯磨きができる、ベッドから少しでも体を起こして過ごせる時間があるようなレベルを想定しています。

　もちろん、抑うつ状態のため認知（モノのとらえ方）が偏り、できること探しができない、自身に対して力があると感じられないために「今は何もできない」と感じてしまうことはあります。だからこそ、本を読めるくらいの力があるときに、次

のひどい抑うつ状態に備えて、できることをピックアップしておくのが大事です。

　ヒントを出してくれる誰かと取り組むのは、さらによいです。主治医はもちろん、家族、信頼できる友人、訪問看護師さん、通所先の職員さん、誰でもＯＫ。「抑うつ状態のときにできる活動をピックアップしているんだけど、助言をもらえないかな？」と相談してみましょう。客観的な意見は貴重です。「その状態のときは〇〇は厳しいんじゃない？」「その状態なら〇〇もできるんじゃない？」などの意見はどんどん取り入れましょう。

## 回復への早道は

　「でも、しんどいときはしっかり休んで、力が出てきてから活動し始めたほうがいいのでは？」と感じる方もいるかと思います。

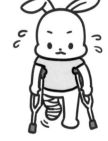

　「足を骨折した人」をイメージしてください。その人が骨折後、安静にし続けて「いつか万全の状態になったら走り出そう」と考えたらどう感じますか？　「少しずつ体を慣らしていかないと」「安静にし続けていたら体力が落ちてしまう」「まずは立った状態をキープすることや歩くことから取り組むべきでは」など、早期のリハビリが大切と感じるのではないでしょうか？

　抑うつ状態も同様です。寝たきりのままでずっと過ごして、ある日突然シャキッと活動できるようになることはまずありません（躁転のときくらいです）。

　しんどい中でも、「その状態で可能な活動」をコツコツこなしていくことが回復への最短ルートになります。抑うつ気分・意欲低下・興味関心の低下などがどの程度かと、体力低下がどの程度かによって、その程度に応じた活動を行いましょう。

## 自分の症状や経過の特徴をつかみ、メモしておこう

　うつ病は１回のエピソードで収束することがある一方、双極症は基本的には気分の波を繰り返す病気です。ただ、波に翻弄されるのではなく、すべてのエピソードを経験知とし、フィードバックして次の波に備えるのが双極症とうまくつきあうコツのひとつです。自分の抑うつ状態の症状や経過の特徴をつかみ、そのときどう過ごしたことがよかったのか悪かったのか、振り返って、可能なら文字にしておきましょう。それを支援者や主治医と共有できればベストです。「客観的に見て、今はこれくらい回復しているから、これくらいの活動を始めてみたらどう？」と、家族も助言してくれるに違いありません。

　「なんとなく言いたいことはわかるけど、どんな活動をすべきか具体的に言ってもらわないとわからない」という方のために、次は抑うつ状態のレベルに応じた具

体的なオススメ活動について解説します。

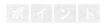

- ★ 「何もしない状態」から突然「元気な自分」になるわけではない。少しずつ歩き出そう。
- ★ 極限の抑うつ状態をのぞけば、状態に応じて活動することが、回復においてプラスになる。
- ★ 「何もできない」と感じるのは症状のせいかも。ささやかな「できること」を探したい。

# 抑うつ状態時の
# 病状レベル別「具体的な
# やることリスト」その①

Q 抑うつ状態でも、寝ているだけより、何かしたほうがいいですか？ 具体的にどのようなことをしたらよいか、教えてください。

ここでは抑うつ状態の度合いが重い順番に「レベル別やることリスト」を紹介しましょう。

## レベル1 精神症状がMAX─ 寝たきり、自身では何もできない状態

抑うつ気分は重度。何もする気が起きず、食欲もわかず、夜は眠れず、朝は早くから目が覚め、入浴はもちろん、歯みがきもできません。悲観的な考え、自分を責めるような考えにとりつかれ、終日ベッドに張り付いている状態です。こんなときにできる活動は少なく、心身ともに休むことが優先です。

### ＊やることリスト1【睡眠、頓服】

必要であれば睡眠薬も使い、十分な時間眠ることです。ネガティブな思考がやまないと頭が休まりませんが、自己対処は難しい時期です。適宜頓服を使うなど、お薬で症状を和らげましょう。

### ＊やることリスト2【カーテンを開けておく】

もし可能なら、カーテンを少しだけ開けておきましょう。この時期はベッドから出てカーテンを開けることもつらいと思いますので、常時少し開けておくのがよいです。朝、自然と日差しが部屋に入ります。ガラス越しでも日光の成分は目の奥まで届き、体内時計がリセットされ、健康的な生活リズムが戻ってきます。

## レベル2 精神症状が少し和らぎ、家の中で最低限の活動はできる

しっかり休息がとれたら、次の段階です。生活リズムは乱れがちでも、日中少しは体を起こせて、少しでも何か口にでき、着替えや週に1〜2回の入浴は何とかこなせ、スマホをいじったり、テレビを見たり、家族と簡単な会話はできる状態です。

まだ、外出はハードルが高いですが、このレベルになると意外とできることは増えます。

レベル1の②と同じ主旨ですが、朝に日差しを浴びるようにします。窓辺にイスを持っていき、5分でもいいので座って過ごしましょう。

座った状態で、しんどければ横になった状態でもいいので、呼吸に集中したり、瞑想する時間をつくりましょう。はじめは1分からで大丈夫です。少しでもネガティブな「ぐるぐる思考」や自分を責める考えから離れることが大切です。

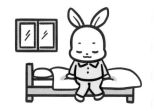

起床後の食事は何か食べられるだけでよしとしますが、可能なら少し歯ごたえのあるものを用意しましょう。ガムやグミを少し噛むのもいいです。リズムよく噛むことで覚醒が促され、また、セロトニンが分泌されることで抗うつ効果を得られます。

就寝時間は日中の過ごし方や用事により変動し、固定するのが難しいので、まずは起床時間を一定にします。しばらくは二度寝してしまったり、寝過ごしてしまうこともありますが、できる日が少しずつ増えていきます。

レベル1の時期に体力が低下しています。レベル3に備えて、日中の体を起こして過ごす時間を少しずつ増やしていきましょう。温かいお茶を飲んだり、音楽を聴いたり、リラックスして過ごしましょう。もちろん無理は禁物。まだ休息する時間も必要なので、体を起こす時間はじょじょに増やしていきます。

ここからはいままであげたことにプラスする形で書きます。
①～⑦はレベル2のときより、少し量や質を上げていきましょう。

家族と同居している場合は、家族にお世話になっていて、自身は無力だと感じがちです。少し動けるようになれば簡単な家事から取り組みましょう。
はじめは夕食の皿洗いのみなどと決めて、「できないときはごめんね」のス

タンスで、ゆるくでも「継続すること」を大事にしましょう。家事をすると、家族に貢献でき、自己効力感が得られ、体力の向上にもつながります。

朝起きたらパジャマから着替えましょう。着替えは面倒ですが、気分の切り替えに効果的です。今後の外出のためにも着替えを習慣づけていきましょう。コツは、日中用の服を2パターン用意し、「今日はAセット」「明日はBセット」と決めて前日の夜に用意しておくことです。取りかかる際の負荷を少しでも減らし、継続しやすい工夫をしましょう。

入浴はしんどいときには難儀なことです。まずは週に1日だけ入浴してみましょう。それも段階を踏んで、最初は洗髪できなくても○K、体を洗えなくてもジャブンと湯船に浸かれたら○Kなどとします。それ以外の日はシャワーのみ、濡らしたタオルで拭くのみ、洗髪のみなど、しんどさに応じて行動しましょう（→ 95 ページ）。

通常気分の余裕のある時期に、どんなやり方で記録するかを考えておきます。アプリでも、紙のノートでも、自身がとっつきやすいやり方、ハードルの低いやり方を選びましょう。

記録内容は、睡眠時間、食事回数、気分レベル、服薬チェック、対人の状況、活動内容などから、自身に合う項目を設定します。しんどいときは「睡眠時間」だけでも記録しましょう。「まだ不調な気がするけど、記録では睡眠時間が増えている。少し良くなっているかな？」などと認識できます。

## ポイント

- 極限の抑うつ状態では、食事と服薬以外は静穏に過ごして、充電することに専念しよう。
- 次の段階では、生活リズムを意識しつつ、緩やかながらも着実に活動を増やしていこう。
- プラスαの行動ができるようになれば、家事にトライしたり、体調の記録をはじめよう。

# 33

# 抑うつ状態時の
# 病状レベル別「具体的な
# やることリスト」その②

**（Q）** 抑うつ状態から少しずつ回復してきました。生活は安定してきましたが、具体的にどのようなことをしたらよいか教えてください。

　前項にひき続き、抑うつ状態のレベルに応じたやることリストを解説します。今回はレベル4〜6です。抑うつ症状の重い順に見ていきましょう。

### レベル4　抑うつ症状は残るものの、家の外での活動に意欲が出てくる

　抑うつ症状は持続しているものの、自宅での生活は安定してきたころです。前回のやることリスト①〜⑪はひき継ぎながら、少しずつ活動のレベルを上げましょう。

### ⑫ 窓を開けて外気にふれる

　季節を感じる余裕も出てくるころです。夏以外では、ヒンヤリした外の空気を吸うとリフレッシュできます。もう少しよくなったら外に出ていこうと、窓の外を眺めながらプチ決心しましょう。はじめは5分から、少しすき間を空けるだけでOKです。

### ⑬ 室内での運動を取り入れる

　室内でできることから体力づくりを始めます。まずはストレッチ。肩より上に腕を上げる動作をするだけでも効果があります。ステッパー運動や踏み台昇降運動もおすすめです。室内運動のメリットは天候に左右されないこと。次のレベルで屋外運動を取り入れたときに、雨天時は室内運動をすると運動習慣が維持しやすいです。

### ⑭ 外出時にプチ活動を追加する

　外出は「最低限の買い出しと通院だけ」という状態ですから、貴重な外出の機会を活かしましょう。これまでは通院の往復だけで疲労困憊でしたが、このレベルではプチ活動なら追加できます。受診後に、カフェや公園で過ごす、本屋に立ち寄る、ペットショップで動物を愛でるなど、ふと「○○したいな」という自然な気持ちがわく活動がおすすめです。

　食べものがおいしいと少し感じられ、食欲も正常に近づく頃です。「食が楽しみ」「おいしいものを食べると幸せ」という方は多いでしょう。「今日、いま食べたいもの」を検討して、家族にリクエストするか、買いに行きましょう。食べるときは「ながら食い」は避け、食事に集中しましょう。ゆっくり味わって食事をすることは、自分自身を大切にすることにもつながります。

## レベル5　抑うつ症状は軽度残るが、1日1度は外に出ることができる

よくなってきてはいるものの、外出すると日によってはかなり疲れるレベルです。

　初めはお昼までに出られたらOK、晴れの日だけでOKです。習慣化が大事ですから、外にいる時間もまずは5分でOKとしましょう。

　「ベランダで5分過ごす」➡「玄関から出たところで5分過ごす」➡「自宅周囲を10分歩く」➡・・・とステップアップします。

　外で少しでも過ごせたら「できた」と自分を誉めましょう。

　この時期くらいから、無理のないペースで人と会ってみましょう。まずは、あなたの交友関係の中で信頼できる、一緒にいてストレスのない人に会うことからです。外出がしんどい場合は自宅に来てもらいましょう。「まだ本調子じゃないから、疲れない程度の時間で会ってお話ししたい」と誘ってください。

　抑うつ状態では、「不眠」と「過眠」、どちらも起こりえます。回復の過程で、前者では少しずつ睡眠時間が長くなり、後者では少しずつ睡眠時間が短くなります。この際、起床時間は通常気分の時期のプラス2時間までに留めることです。（ふだん6時起きなら8時までに起きる）寝すぎる日が頻繁だと、生活リズムは整いません。

## レベル6　抑うつ症状は日によって感じるが、通常気分に近づいている

抑うつ状態から通常気分への移行期に入ったら、通常モードの活動に戻していきましょう。

　社会復帰をめざす方は、平日は出勤時間に間に合うように朝の準備をし、可能なら会社近くまで移動します。日中は図書館などで体を起こして過ごします。無理なく短時間から始めましょう。学生さんも同様です。主婦の方や、ひとま

ず就労はめざさない方も、通常気分での平日や休日の過ごし方を想定して行動
しましょう。

＊やることリストの質・量的に高める

病状は一進一退で、直線的に回復しないことが普通です。少し後退しても、
悲観しすぎず、「回復の過程とはそういうものだ」と考えましょう。そして、
生活リズムや日中の活動内容・時間などに注意しながら過ごしましょう。

＊やることリストの質・将来のためにも注意する

気分が上がり、意欲が出てくることはとてもうれしいことです。その一方で、
抑うつ状態から一気に躁状態に移行する「躁転」には注意です。とくにⅠ型の
人は躁症状の兆候を感じたら、すぐに主治医に報告しましょう。

### 人と比べず、自分基準で！

お気づきの方もいると思いますが、「やることリスト」は一例ですから「私はこ
の病状レベルですでに〇〇ができる」「〇〇と書いてあるけど、かなりハードルが
高い」と感じられることもあるでしょう。人には多様な個性があり、同じ「双極症」
という診断がついていても、経過やその時々に行えるぴったりなこと・しっくりく
ることは１人ひとり違います。人と比べず、自分基準で「やること」を探していき
ましょう。

この内容を参考にして、ご自身だけの「オリジナル・病状レベル別やることリス
ト」を作っていただけたらうれしいです。

抑うつ症状がそれなりに改善してきているときでも、「できることなんて何もな
い」とおっしゃる方は多いですが、しんどいときにも「できることはある」と感じ
られるヒントになればと思います。

抑うつ症状がひどいときには「できた」「よかった」と感じることは難しいので、
回復期、通常気分時にこのことをしっかり頭に入れていただき、「何もできる気が
しないけど、そう思うのは抑うつ症状のせいだ。少しはできることがあるのだ」と
思ってもらえたら幸いです。

### 楽イント

家の中でできる体力づくりは、今後もずっと役立つ習慣になる。まずはス
トレッチから。

通常気分モードを想定した１日のスケジュールをつくり、コツコツと取
り組んでいこう。

「何もできない」から「どんな状態でもなんらかのできることはある」と、
考え方のシフトチェンジを。

# 34

# 躁状態の兆候に気づき、
# コントロールするためには？

(Q) 　一度、躁状態になってしまうと、自分ではコントロールできなくなり、突っ走ってしまいます。どうすれば躁状態の行動をコントロールできますか？

　「躁状態でのさらなる悪化の対処法」も、「躁状態への移行を防ぐ対処法」も、本人が意識すべき点は同じです。躁状態への移行の兆候を早期に察知し、早期に対処していくことが大事です。

## 躁状態への移行の兆候を察知する

　躁病エピソードのときに見られる行動や認知（もののとらえ方など）の変化は2つに分けられます。

①量的な変化⇒普段から見られる行動の量が減ったり、増えたりする
　例）延々と話し続ける、アイデアが次々と浮かんでくる、活動量が増える、
　　　睡眠時間が減る、食事量が減るなど
②質的な変化⇒普段は見られない新たな行動や認知（ものごとの受けとめ方）
　が出現する
　例）普段おだやかな人が怒りっぽくなる、ささいなことでイライラしたり、
　　　人とケンカになる、普段しない飲酒や喫煙をするなど

　①の数値化、客観視しやすい予兆を注意サインとしてとらえましょう。さらに、②の質的な変化も明らかな「違い」「サイン」としてとらえやすいので、活用しましょう。

## 躁状態のサインに気づいたらやるべき10のこと

　次に、注意サインに気づいたときの具体的な対処行動を定めましょう。ここでは、『双極性障害の心理教育マニュアル』を参考に、10の対処行動について述べます。

主治医や支援者と面接するか、電話で連絡をとり、「注意サインが出た」と伝えます。急を要する状態かどうか、客観的な意見をもらいましょう。

不眠時の頓服がある場合はそれを使用して、十分な睡眠時間を確保しましょう。まずは7時間でも8時間でもOKです。頓服については、主治医と「躁のサインが出たら積極的に使用する」などとルール化しておきましょう。

落ち着いた気分のときに、客観的な意見をくれる支援者と一緒に、最低限の活動の目安を考えておきましょう。余裕があれば、「平日」と「休日」の2パターンを考えると、より実践的です。ちなみに、仕事や友人との約束は優先事項ではなく、再発を回避することが何よりの優先事項です。必要であれば「仕事は休む・短時間で切り上げる」「友人との約束はキャンセル・延期する」ことです。

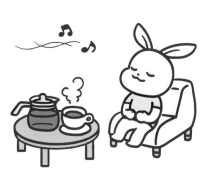

刺激的な活動は1日6時間までに制限します。ほかの時間はゆったり過ごしましょう。リラックスできる音楽を低音量で聴く、お茶を淹れて時間をかけて飲むなど、刺激の少ない活動にしてください。イメージとしては「風邪をひいたときのようにゆっくり過ごす」です。軽躁・躁は元気に見えて、実は「病的な状態」です。

躁的になってくると、エネルギーに満ちてきます。「エネルギーを消費すれば通常モードに戻るのでは？」との発想から、長時間のランニングや筋トレなどの激しい運動をする人がいます。しかし、躁状態では刺激が刺激を呼び、状態が悪化するおそれがあるので、散歩などの比較的静穏な運動にとどめましょう。

ショッピングモールや趣味のイベントなど、にぎわう場所は避けましょう。きらぎらした照明や大音量の音楽が流れるお店も同様です。最低限の活動以外は自宅で過ごしましょう。音楽を聴くのも低音量で、照明も少し暗めに。家族と同居してい

る際は、必要以上の声かけは控えてもらいます。

カフェインはコーヒー以外にも、緑茶、紅茶、エナジードリンクなど、多くの飲料に含まれているので気をつけましょう。アルコールは、「通常気分モードなら少しはＯＫ」としている方も、軽躁・躁状態の兆候が出たらNGです。

出費すると、買い物や何かの体験にお金を使うことが刺激になりますし、躁状態が過ぎたあとのダメージが大きくなります。クレジットカードは信頼する人に預け、電子マネーを使う人は対策を考えておきましょう。買い物をしたくなったら48時間後まで先延ばしします。急いで必要なモノは滅多になく軽躁・躁状態で購入したモノは冷静になると不要になりがちです。

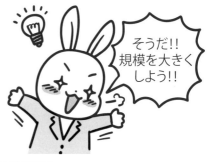

そうだ!!
規模を大きく
しよう!!

躁状態に移行しつつあるとき、躁状態に移行してしまったときは、現実を冷静に見る力や判断する力は低下しています。仕事における決断、人間関係における決断など、重大な決断は通常気分モードに戻るまではしてはいけません。

双極症の人の多くが、発病して浅いうちは「もう少し気分が上がっても大丈夫」「今回はいいところでキープできる自信がある」「これが本来の自分の調子だ」などと考えて、躁状態への移行を自ら許してしまうことがあります。気分や活動レベルが高くなるほど、抑うつ状態に転じたときの苦痛も大きいと覚えておきましょう。

## ポイント

★ 躁状態の兆候に気づくこと、上がりきる前の対処が大事。10か条を意識して対処しよう。

★ 同じ病気でも症状は人それぞれ。自分にマッチした「マイ10か条」を構築していこう。

★ まずは一度、自己対処で難局を乗り切ることを経験して、病気を制御する自信を培おう。

## 35

# 「高め安定」or「低め安定」？
# 気分レベルの目標設定は？

**Q** 双極症の治療では、「低め安定」をめざす医師が多いと聞きますが、患者（特にⅡ型患者）の中には「高め安定」がいいという人もいます。どのあたりをめざすのがよいと考えますか？

「どのあたりで安定させたいか」「安定したいか」は、医師も・双極症の人も、それぞれに異なる見解、希望、目標を持っています。

### 通常気分内の「低め安定」「高め安定」は問題ないが…

「低め安定」「高め安定」に医学的な定義はありません。まずは、通常気分内の「低め」「高め」について、図を見てください。

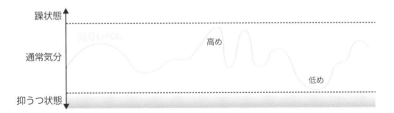

そもそも治療は「通常の気分レベル」「気分症状の寛解」をめざし、維持するものなので、通常気分内であれば「低め」でも「高め」でも問題ありません。通常気分内でゆれているのなら、治療は効果的で日常の対処行動もうまくできていると言えます。

もし、次の図のように「低め安定」を「抑うつ状態で通常気分寄りの気分レベル」、「高め安定」を「軽躁状態で通常気分寄りの気分レベル」ととらえているなら、特に後者では注意が必要です。通常気分以上の、爽快さ、意欲、活動性、睡眠時間の減少などを期待する方は、「軽躁・躁状態への嗜癖」があると考えられます。なぜ、軽躁・躁状態に移行するのがよくないかについては、別ページを参照ください。

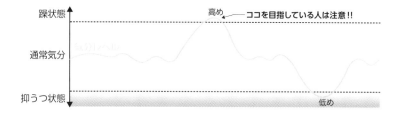

　主治医から「低め安定」を提案された方は多いと思います。その理由は主に 2 つあります。

　多くの患者さん自身は抑うつ状態のほうがつらいと感じる一方で、医師や支援者は軽躁・躁状態のほうを不安視することが多いです。抑うつ状態でも失うものはもちろんありますが、軽躁・躁状態での人的・経済的・社会的損失のほうを重大と考えるからです。通常気分内でも軽躁寄りのレベルを目標にして、薬剤調整や生活の助言をした場合、軽躁・躁状態に移行するリスクは高くなります。よって、医師はどちらかというと、低め安定を提案しがちです。

　軽躁・躁病エピソードは突然始まり、1 〜 2 日のうちに症状が急速に悪化し、ピークに至ることが多く、抑うつエピソードは数日間〜数週間の経過で進行することが多いです。

　今までの気分の波を振り返ると、「たしかに、軽躁躁状態への移行は急に始まって、その悪化を回避できなかった」と感じる方は多いのではないでしょうか？　気分の変化の兆候が見られてから、気分がピークに達する前に対処がしやすいのは、軽躁病・躁病エピソードより抑うつエピソードのほうです。そのため、医師は低め安定をめざす傾向があります。

　まずは低めであろうが高めであろうが、通常気分内に安定し、その状態が維持できれば万々歳です。その状態の中の気分の「さざ波」は、健常な人でも感じる程度のものだと考えましょう。理想の気分レベルで安定することにこだわるより、「落ち気味のときはどう過ごす、上がり気味のときはこう過ごす」などのマイルールを落ち着いている時期に決めておき、備えておくことが大事です。

## 気分レベルが安定する条件

　もし、あなたが、①比較的コントロールしやすい病状である、②薬物治療が奏効している、③自己対処が抜群である、などのスペシャルな条件下にあり、「低め安定」「高め安定」のどちらかに寄せられるなら、希望の気分レベルでずっと過ごせるわけで、それに越したことはありません。

　①は自分ではコントロールできないとしても、②や③は医師や支援者と協力してレベルアップすることができます。希望の「気分レベル」を維持できるように、できることから取り組みましょう。

### ポイント

★ めざす気分レベルが「高め」な人は、それが軽躁状態のレベルでないか気をつけよう。

★ コントロールのしやすさなどの理由から、医師は目標として「低め安定」を提案しがち。

★ まずは、気分の「さざ波」までコントロールしようとせず、寛解状態ならよしとしよう。

# 36

# 認知機能障害のリハビリ<br>テーションとその注意点とは?

Q 手や足で細かい作業をすることが脳トレになると聞きました。私はエレクトーンが趣味ですが、認知機能障害の改善効果はありますか? 主治医には「趣味に没頭しすぎるのは注意」と言われますが、多少没頭してもいいですか?

　認知機能とは記憶や思考、理解、判断などの能力を指します。双極症になってから認知機能の低下を実感している人は多いでしょう。近年の研究では気分症状が消失した寛解期にも、認知機能障害が見られることがわかってきています。

　記憶力、注意力、遂行機能などの認知機能は、再発を繰り返すごとに悪化すると言われています。抑うつエピソードより、躁病エピソードの回数の多さが認知機能障害の重症度に相関します。寛解期に認知機能障害が残ると、病前にできていたことが十分に行えなくなり、自己肯定感が下がり、意欲が低下し、社会的な回復の妨げにもなります。

## 認知機能障害を改善するには?

　残念ながら、認知機能障害の改善については、現時点で即効性のある確実な方法はありません。もともと高次脳機能障害に対して開発された「認知リハビリテーション」(以下、認知リハ)が、いまでは統合失調症やうつ病、双極症にも応用されつつあります。ただ、標準的な治療に取り入れられるにはまだ時間がかかりそうです。

　復職プログラムの「リワーク」においては個別の状態に応じた認知リハプログラムが組まれるところもあるようです。いずれは禁煙アプリのように「処方されるアプリ」として認知リハが標準的治療に組み込まれていくことが期待されます。

## 認知リハの3つの方法

### ① コンピュータ・紙・鉛筆を使った認知訓練

　計算問題を解くなど、一般にイメージされる「脳トレ」のようなものです。ある研究では、タブレット端末で認知リハ用のソフトを使用して訓練しています[*1]。処理速度、選択的注意、ワーキングメモリーなどをテーマにした課題が用意され、合

格すると次の難易度にレベルアップするものです。

　認知機能障害もケースによって障害のパターンが異なるので、どんなものが適しているかは明言できませんが、インターネットで「脳トレ」「ワーキングメモリー」「記憶」などと検索して、気になった本やアプリを試してみるといいでしょう。

## 日常生活を想定した訓練で状況判断力を回復

　日常生活を想定した訓練では、「食事の献立を考える」「ある場所までの行き方を考える」などをテーマにして、個人や集団で取り組みます。自分だけでもできますし、家族や支援者に協力してもらうのもいいです。

　実際に、料理をする、行ったことのない場所へ電車を乗り継いで行く、友人と出かけるプランを考えて実行することなどもリハビリになります。

## 認知機能障害が残ったら「いま」「できる」ことを見つめる

　一方で、認知機能障害が残ってしまったときに、「もうどうすることもできない」と悲観的になるのではなく、現状の自分にできること、課題をこなすための工夫を考えることが大切です。

　家事なら効率化をはかる、外注できる部分は外注する。仕事なら、現状はとりあえず負荷の少ない仕事をする。趣味なら、細切れの集中時間になってもその時間内はしっかり楽しむ。そのレベルのことが十分できるようになったら、次にステップアップしていきましょう。「いま」「できる」ことをしっかり見つめます。合格ラインを下げ、以前10分でできたことがいまは30分かかったとしても、30分かけて「できた」ととらえるようにしましょう。

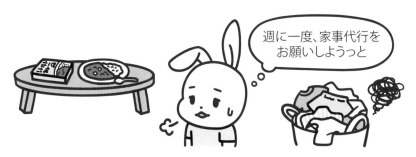

週に一度、家事代行をお願いしようっと

## 認知機能を改善する薬も登場する可能性がある

　ルラシドン（商品名：ラツーダ）という薬は、寛解期にある双極症患者さんの認知機能を改善させる可能性があり、臨床研究が現在進行中です。今後はいっそう認知機能に配慮した治療薬が登場することが期待されます。

　認知機能にプラスに働く薬がある一方で、マイナスに影響する薬もあります。

リチウムは神経保護作用がありますが、認知機能には軽度〜中等度の負の影響があります。バルプロ酸も量が多ければ多いほど、記憶などの認知機能に影響します。ラモトリギンは神経保護作用とともに認知機能の増強作用があるようです。

抗精神病薬については、現在主流となっている非定型抗精神病薬は比較的認知機能への影響は少ないですが、抗コリン作用、抗ヒスタミン作用などによる認知機能への負の影響はあります。

抗うつ薬は直接的・間接的に認知機能障害を改善させることがわかっていますが、パロキセチンは記憶障害のリスクがあり、古いタイプの三環系抗うつ薬は認知機能への負の影響が大きいとされています（三環系抗うつ薬は躁転、ラピッドサイクラー化のリスクがあるため、基本的には双極症には使用しません）。

認知機能障害が薬の影響であれば、処方を変更することで認知機能障害が緩和される可能性があります。

## まとめ

認知機能障害は生活の質を落とし、社会適応を難しくします。現状、疾患に適した認知リハを行うことは難しいですが、可能な範囲で何か取り組んでみましょう。

質問にあるエレクトーンは、同時に手と足を使うため認知リハになるでしょう。音楽は楽しみでもあるでしょうから、一石二鳥です。没頭して調子を崩した経験があるなら、「1日1時間まで」など、ルールを決めてやりましょう。

15分もテレビを見ていられない人は、気分症状が落ち着いてから認知機能の評価をすることが大切です。

＊1　板倉征史、兼子幸一（2019）気分障害の認知機能障害に対する認知リハビリテーション、臨床精神薬理、22（1）、51〜57／兼田康宏（2019）薬物の副作用としての認知機能障害、臨床精神薬理、22（1）、59〜67

### ポイント

★ 寛解期に残った認知機能障害のリハビリプログラムは、現時点では確立されていない。

★ 難しく考えず、外出の予定や献立を組み立てるなど、できることからリハビリしよう。

★ 認知機能障害による不便については、作業を省く、人に任せるなどの工夫を考えよう。

# 37

# ラピッドサイクラーは治る？
# 治療法は？

Q　私はラピッドサイクラーです。躁病エピソードと抑うつエピソードの間隔を長くしたり、ラピッドサイクラーを治すことはできますか？

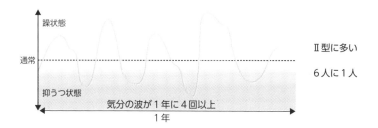

「ラピッドサイクラー」は「急速交代型」とも言い、双極症のうち、気分の波を1年に4回以上繰り返すタイプのことです。男性より女性に多く、Ⅰ型よりⅡ型の患者さんに多く見られます。

発症当初から気分の波を頻繁に繰り返すのではなく、病気の経過中に次第にサイクルが速くなってきます。つまり、いま気分の波が年に4回未満である方も、今後ラピッドサイクラーに移行するリスクはあります。

双極症は「躁・軽躁状態」と「抑うつ状態」という、相反する病状をコントロールする必要がありますが、ラピッドサイクラーになると、数週間で2つの状態のピークを行き来することもあり、治療はいっそう難しくなります。治療者の困難だけならまだしも、患者さんの苦痛は計りしれず、社会生活への支障も大きくなります。

2014年のバルセロナ大学の研究では、最大14年間にわたる観察期間の中で、対象患者289例のうち、ラピッドサイクルが認められた患者は48例（16.6％）という結果でした。約6人に1人がラピッドサイクル化を経験するようです。

　ラピッドサイクラー化のリスク要因については下記のようなことがわかっています。

　治療がうまくいかないケースには、薬物治療の効果が乏しいケースもあれば、本人に治療意欲がなく内服や通院を守らなかったり、生活習慣の改善をおざなりにしているケースもあります。未治療の場合は、生涯において１０回以上の気分の波を繰り返し、再発を繰り返すうちに波と波との間隔が縮まり、気分症状を呈する時期が長くなってしまうことが知られています。治療が奏効しない場合は、そもそもラピッドサイクラーの要素があって、コントロールが難しい可能性も考えられます。

　抑うつ状態が続いたとき、主治医から「躁転やラピッドサイクラーになるリスクがあるので抗うつ薬は使えない」と説明された方は多いと思います。抗うつ薬の中でも、少し古いタイプの「三環系抗うつ薬」はラピッドサイクル化のリスクが高いので、現在ではまず使われません（躁転のリスクは１１．２％という報告があります）。

　抗うつ薬の使用率の高さがラピッドサイクル化のリスク要因であるという報告もあります。ＳＳＲＩという比較的新しいタイプの抗うつ薬の躁転率は２～３％で、プラセボ（偽薬）と比較しても意味のある高い数字ではなかったとの報告がありますが、医師は使用には慎重です。

　甲状腺機能低下などの内分泌疾患や、薬物の使用（Ｌ－ｄｏｐａ、ドパミン作動薬、エストロゲン）がラピッドサイクル化のリスクを高めることが知られています。双極症以外の、アルコール依存、睡眠薬や違法薬物などの薬物依存、パーソナリティ症、パニック症、強迫症など、ほかの精神疾患の併存や脳の器質的疾患の影響も考えられます。よって、医師は薬歴を含めた詳細な問診、採血、必要であれば頭部ＭＲＩなどの検査を行うこと、また、ラピッドサイクラーに移行したきっかけについて患者さん本人の認識を聴取することも大切です。

　「ラピッドサイクラーにはコレ！」という画期的な治療は、現時点ではありません。

医師は患者さんの状態に合わせて気分を安定化する処方に合わせていきます。薬以外の治療では、生活リズムを調整すること、状態によって刺激を回避することなどにより、エピソードとエピソードの間隔を延ばす、また、上下の波を和らげることをめざします。

## ラピッドサイクラーの薬物治療についてわかっていること

薬物治療において現時点でわかっていることは以下の通りです。

①抗うつ薬を使用中であれば中止するべき
②炭酸リチウム（商品名：リーマス）とバルプロ酸ナトリウム（商品名：デパケン、セレニカ）では効果に差はない
③ラモトリギン（商品名：ラミクタール）の単独使用が有効
④クエチアピン（商品名：セロクエル、ビプレッソ）はバルプロ酸と比べて有効
⑤バルプロ酸はⅠ型のラピッドサイクラーの再発予防に有効
⑥甲状腺機能低下があれば、甲状腺ホルモン剤の投与が有効な可能性あり
　（日本うつ病学会治療ガイドラインより）

## ラピッドサイクルはずっと続くものなのか？

　ある研究では、ラピッドサイクラー化して2年未満であれば、薬剤調整をすることで3年以内にラピッドサイクルでなくなった一方、ラピッドサイクル化して2年以上経っていたケースでは3年以上経ってもラピッドサイクルのままだったと報告されています[*1]。

　ラピッドサイクラーの期間が長期化している場合は、ラピッドサイクラーを脱することは難しいかもしれません。

　とはいえ、数年経過したラピッドサイクラーが1年以上の寛解状態を維持し、安定したケースも報告されています。あきらめることなく、根気強く治療を継続し、ご自身でできる日々の自己管理について努力いただくことが大切です。

＊1　冨高辰一郎他（2019）ラピッドサイクラーの臨床的特徴と治療抵抗性、精神医学、36（4）

誰でもラピッドサイクラー化するリスクはあると考えよう。
波の間隔が早くなるラピッドサイクルの傾向に気づいたら、すぐに主治医に相談しよう。
すでにラピッドサイクラーの人もあきらめず、安定させるためにできることに取り組もう。

# 38

# 抑うつ状態のつらさを増やす
# 要因とは？

双極症の抑うつ状態がとてもつらいです。「薬を飲む、定期通院する、ポジティブ日記をつける、運動をする、朝日をあびる」など、よいと言われることはなるべく実践していますが、なかなか調子が上がってきません。こんなとき、ほかに何か自分でできる回復のための努力はありますか？

抑うつ状態のつらさには、やりたいことができない、外出できない、朝起きられない、人と交流できないなど、いろんな要素がありますが、中でも一番は、「いつこの状態から回復するかがわからない不安」「先の見通しのつかなさ」でしょう。

例えば、仕事の繁忙期で、残業続きのときでも、「来月からは早い時間に帰宅できる。ゆっくりできる日が来る」と、先の見通しが立っていれば、目の前にあるつらさもなんとか乗り切っていけるものです。

## 浮上を予期できるかどうか

医師としても、「３カ月以内に必ず浮上できます」などと具体的に言えたら患者さんの苦痛を和らげられるのにと思いますが、そのような予測は難しいです。

人によっては、気分のサイクルがパターン化していて同じペースで上がり下がり、また回復するという人もいるでしょう。季節の影響が大きい人も、例えば「１１月に入った。いつもの落ち込みが来そうな予感」などと、毎年の波にしんどい思いはするものの、「２月も終わる。３月にはきっと浮上している」などと、先が読めることでモチベーションも維持できることが多いとも思います。

このように何度か同じパターンが続いているなら、医師や支援者も「今回もあと２カ月の辛抱だから、いまできることをコツコツやっていきましょう」などと助言しやすいです。

## 先の見通しがつかない人とは

先の見通しがつかない人は、以下のいずれかに該当すると思われます。

①まだ発症して間もない

②毎回パターンが違っていて予測が困難
③毎回抑うつエピソードが長く、浮上までの期間の苦痛が強い

　とくに③の場合は、「長い抑うつエピソード」がパターン化しているので、非常につらいと思います。双極症が、「抑うつエピソード」「軽躁病・躁病エピソード」「寛解期」を繰り返す病気であることは、以前に比べると広く知られてきていますが、病気にかかってからの期間の多くを「抑うつエピソード」が占めることはあまり知られていません。双極症Ⅱ型では抑うつエピソードの割合が大きいです。
　質問者さんの抑うつエピソードがたとえば半年を超えている場合は、社会生活上の支障も大きく、苦痛は強いと想像されます。

　少し視点を変えてみます。抑うつ状態からの回復によくあることですが、本人は「まだまだ回復できていない」と認識している一方で、周囲の人は「少しよくなってきている」と認識していることがあります。自覚する状態と、他覚的に見た状態とのギャップです。

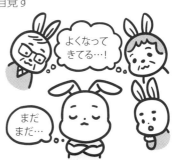

　「先月の自分と比べてどう感じるか？」「何か変化したところは？」など、家族や友人に尋ねてみましょう。自分の認識と周囲の人との認識にギャップがあった場合は、「本当はつらいのにそう感じてもらえていない」と考えて落ち込むのではなく、「自分では気づけていない回復のきざしがある」と、とらえるようにしましょう。

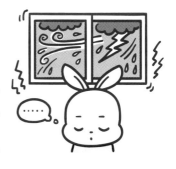

　「嵐が過ぎ去るのを待つ」ことも治療の1つの柱です。そして、浮上を待つ間をどう過ごすかは、回復にとっても、今後の再発予防にとっても大事なポイントです。自身でできることもせずにいるのは「待つ態勢」としては不十分でしょう。態勢を整えたら、その後は「人事を尽くして天命を待つ」気持ちで、もちろん抑うつ症状で苦しいのですが、その波に漂うことも必要でしょう。
　さまざまな治療や生活上の工夫により、気分の波を和らげることはできますが、

どこまでコントロールできるかは個人差が大きいものです。上述のように、気分の波がパターン化されにくい人、または、毎回非常に長い抑うつエピソードを過ごすパターンの人は、薬剤調整や新しい知見をもとに、よりよいコントロールをめざすこと、その一方で、「今日一日、またつらい日だったけれど、浮上のために必要な一日だった」と考えることが大事です。

また、しんどい時期にでもできる、ささやかな活動や楽しみを落ち着いた時期に用意しておき、「短時間・低負荷の活動でも、抑うつモードですべき・やりたいことをする」というスタンスで波に漂ってみると、少しラクに過ごせます。

### まとめ

- 「回復の見込みがハッキリしないこと」が、抑うつ状態の苦痛の１つの要因である。
- 自身は気づいていない回復のきざしがないだろうか？　近くにいる人に聞いてみよう。
- 嵐が過ぎ去るのを待ち、「苦しい今日も回復のために必要な１日だった」と考えよう。

# 39 抗うつ薬によって軽躁・躁状態を起こした場合の診断は？

Q 5年前の初診時に抑うつ状態と言われ、去年、抗うつ薬の服用がきっかけと思われる躁転をしました。先日の診察で、「双極症では？」とたずねたら、主治医は「その傾向はあると思う」というものの、病名をハッキリ言ってもらえません。医師が診断をつけたがらないのは何か理由があるのでしょうか？ 診断された方が前向きに取り組める気がします。

医師は「診断をつけたがらない」のではなく診断を確定する条件がそろわず、「診断をつけづらい」のかもしれません。

当初「うつ病」や、軽度の抑うつ症状が何年も持続する「気分変調症」、軽躁病エピソード未満、抑うつエピソード未満の気分症状を繰り返す「気分循環症」などと診断され、経過を見ていくうちに軽躁・躁状態が出現することや、過去に軽躁病・躁病エピソードがあったことが発覚して双極症に診断が変わることは、しばしばあります。

「抑うつ状態」とは状態像であり、診断とは言えません。どこかの時点で「うつ病」「気分変調症」などの診断がついているかもしれません。

これまでに抑うつエピソードがあったとすると、その後に軽躁病・躁病エピソードが出現した場合に「双極症」と診断されます。ただ、明らかに抗うつ薬が引き金となって躁転を起こした場合は、原因薬剤を中止した後に気分症状が速やかに改善すれば、抗うつ薬の一過性の影響と見て、双極症の診断は保留にすることがあります。

抗うつ薬の影響以上の気分症状が見られるかどうか、抗うつ薬はあくまできっかけで、もともとある双極症の症状が明らかになったのかどうかがポイントです。抗うつ薬を中止した後、軽躁状態であれば4日、躁状態であれば7日経過しても症状が持続する場合には、双極症と診断される可能性が高いでしょう（日数は目安です）。

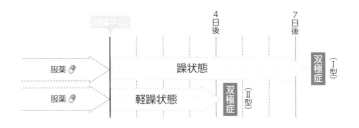

　抗うつ薬の使用により軽躁・躁症状をきたしたものの、短期間に落ち着いた場合を想定してみます。双極症の診断を満たさないレベルの症状がある場合に、「他の特定される双極症および関連障害」という診断となるケースがあります。

　この診断では、下記のような4つのパターンが考えられます。

①症状の程度や数は診断基準を満たしているが、軽躁病エピソードが2〜3日で終息するなど、期間が短い
②期間は少なくとも連続して4日間は持続するが、診断を満たす症状が十分でない
③軽躁病エピソードは認めるが、抑うつエピソードがない、または抑うつエピソードに満たない軽うつエピソードのみ
④抑うつエピソードも軽躁病エピソードも診断基準未満であり、気分循環症の診断基準である24か月を満たさない期間の気分症状の繰り返し

　このいずれかに該当するケースは「他の特定される双極症および関連障害」という診断名は伝えられず、「双極症の可能性があると考えて治療していきます」などと説明されていることが多いと思われます。

　明らかな双極症であれば、医師は診断を変更し、患者さんにもそのことを説明します。一方、確定診断が難しいケースでは、医師はもともとの診断を継続しながら「双極症を想定しながら経過を見ていく」と説明するでしょう。この際は生活上の注意も薬物治療も双極症を想定したものになります。
　質問にある、主治医の「双極症の傾向はあると思う」という言葉からは上記の4つのいずれかに該当するために「明らかな双極症ではないが、それに準じた病状である」との考えが読み取れます。

　以前であれば、うつ病などに比べて、双極症は長期にわたる経過となること、また、うつ病より偏見が強いことなどから、双極症の診断を患者さんや家族さんに告げることはより慎重を期していました（以前は躁うつ病と呼ばれていました）。

　しかし、現在では、病気についてさまざまなことが解明されつつありますし、コントロールが簡単になったとまでは言えなくても、薬物による症状の緩和が十分可能なケースも増えています。また、インターネットの発展で病気の情報にアクセスすることも容易になっています。何より患者さんが自身の病気について正しく理解し能動的に治療に取りくむことが大切ですから、患者さんに診断を伝えないケースは減っています。

## 病気に向き合う姿勢

　はっきり診断がついたほうが、前向きに治療に取り組めるという気持ちは自然なことです。もし、この思いを主治医に伝えていないのなら、ぜひ次回の受診時に伝えてほしいです。きっと、治療にプラスに働きますよ。

## ポイント

　抗うつ薬の使用による躁転は、必ずしも双極症と診断されるわけではない。はっきりと「双極症」と言われない場合には、医師が思い悩む背景があるかもしれない。

　自身の病気と前向きに向き合うために、いま一度、主治医と、診断について話してみよう。

# ベンゾジアゼピン系の
# 睡眠薬継続は安全？

Q　気分安定薬のほかに、長年ベンゾジアゼピン系の睡眠薬を服用中です。これがないと眠れません。「ベンゾ系は依存性があるから使わない流れになっている」と聞き、心配になりました。主治医に「睡眠薬を減らす努力が必要か？」と質問したら、「いや、安定させることこそが大切です」と言われましたが……。

　双極症の方で、気分安定薬や抗精神病薬に加えて、就寝前の睡眠薬を処方されている方もおられるでしょう。

・気分安定薬：炭酸リチウム、ラモトリギン、バルプロ酸ナトリウム、カルバマゼピンなど
・抗精神病薬：クエチアピン、アリピプラゾール、オランザピン、ルラシドン、リスペリドンなど
・睡眠薬：トリアゾラム、エスタゾラム、ゾルピデム、ゾピクロン、エスゾピクロン、ブロチゾラム、フルニトラゼパム、ラメルテオン、スボレキサント、レンボレキサントなど　　　　　　　　　　　　　　　　　※緑色の薬がベンゾ系

　上記の睡眠薬のうち、「ベンゾジアゼピン系（以下、ベンゾ系）睡眠薬」と呼ばれる薬のリスクが近年、注目されています（ベンゾ系の抗不安薬も同様）。

## ベンゾジアゼピン系睡眠薬の問題

　ベンゾ系睡眠薬の主な問題は、下記の3つです。

①耐性
　服用を続けるうちに、同じ量では効かなくなり、少しずつ量が増えていく。
②精神依存
　飲まないと不安になってしまう。渇望（かつぼう）するようになる。

### ③身体依存
　中断したり、量を減らすと体調に異変が生じてしまう。

　脱抑制という症状が起き、イライラしたり、普段のその人では考えられないような行動に出るリスクもあります。

　以前の研究ではベンゾ系の薬剤は認知症のリスクを高めるとされていましたが、認知症の前段階で不眠や不安が起きるため、結果としてベンゾ系薬剤の使用が増えるという報告もあり、現時点では結論が出ていません。

　ベンゾ系の薬物への依存は、数週間のうちに形成されてしまいます。また、決められた通りに内服していれば問題ないと考えがちですが、過量に飲んだり、乱用したりしなくても、医師が処方する治療に必要な用量でも依存は起こります（常用量依存）。

　②③の補足ですが、内服を中断・減薬したとき、精神症状として不安や焦りなど、また、身体症状として筋肉の緊張、知覚の過敏さ、頭痛、発汗などの症状が出現します（退薬症状）。これらの症状は個人差が大きく、急に中断しても特に目立った症状が出ない人もいれば、わずかな減量で症状が出る人もいます。

### 非ベンゾジアゼピン系睡眠薬は安全？

　上述した睡眠薬のうち、ゾルピデム、ゾピクロン、エスゾピクロンは非ベンゾ系睡眠薬で、以前はベンゾ系に比べて安全であると考えられていました。

　しかし、例えばゾルピデムは、長期的に内服すると、やはり耐性ができ、内服を中断した際に反跳性不眠を起こすことが知られています。これは、食事制限でいったん体重は減っても、食事制限をやめたらダイエット前の体重より増えてしまうのと似ています。睡眠薬も中断すると、睡眠薬を使用する前の不眠より強烈な不眠が起こることがあります。これを反跳性不眠と呼びます。睡眠薬を飲み忘れたときに感じたことのある人もいるでしょう。

　ですから、ラメルテオン、スボレキサント、レンボレキサント以外の睡眠薬は要注意と考えておいたほうがよさそうです。

### 睡眠薬とのつき合い方は主治医に相談しよう

　これらの問題は、いまでは患者さんの間でもよく知られています。「長く飲み続けるのはこわい薬みたいだ」「飲み忘れた日に眠れなかった。依存ができているのかも」「心配だけど主治医に言い出しにくい」などと感じているのではないでしょうか？

　睡眠薬なしで十分な睡眠が取れるなら、それに越したことはありません。その一方で、睡眠薬なしには、双極症のコントロールが難しい場合は、両者のメリット・

デメリットを天秤にかけ、睡眠薬を使用するメリットが大きければ、医師は継続使用を勧めるでしょう。

とくに、一晩の不眠からあっという間に躁転してしまう患者さんや、生活習慣などの助言に従った生活をしても不眠が解消されない患者さんには、睡眠薬を使用するメリットが大きいと判断されるでしょう。

双極症は生活リズムの安定が大事ですから、医師は睡眠時間や質の確保にはとくに注意を払います。通常気分モードでは使用しないけれど、躁転、うつ転した際、もしくはその兆候が出たときのみ使用するケースもあります。

### 継続するなら睡眠薬の変更も

現在はラメルテオン（商品名：ロゼレム）、スボレキサント（商品名：ベルソムラ）、レンボレキサント（商品名：デエビゴ）といった、従来薬とは作用機序の異なる、従来薬より安全性の高い睡眠薬が存在します。睡眠薬を継続するなら、切り替えることも1つの方法です。

ただ、薬を変えて双極症に伴う不眠をコントロールできるかどうかは、試してみないとわかりません。また、減薬の経過中に状態が不安定になるようなら、いったん減薬を中止し、状態が安定してからトライすることになるでしょう。

### まとめ

近年、ほとんどの精神科医はベンゾ系睡眠薬の使用を減らすように意識しています。医師側も減らすタイミングを計っていることがあるので、患者さん側からも意向を伝えていただけると幸いです。

### ポイント

★ 睡眠薬を飲んでいる人は、おくすり手帳で薬の名前と種類を確認してみよう。

★ 睡眠薬の内服継続に少しでも不安や疑問があれば、主治医に相談してみよう。

★ 最も大事なことは「気分症状の安定」。それを念頭に置いて、睡眠薬について検討しよう。

# 41 リチウム内服中に血液検査をしていない場合のリスクは？

メンタルクリニックに通っています。リチウムを処方されていますが、クリニックでは血液検査する設備がないため血液検査をしていません。どうすればいいでしょうか？

双極症の人のほとんどは、「メンタルクリニック（診療所）」「精神科病院」「総合病院や大学病院の精神科」のいずれかに通院しています。Ⅱ型の方の場合は入院加療を行うことが比較的少ないため、クリニックへの通院が多いかもしれません。病院には必ず看護師がいて採血の体制が整っていますが、クリニックには定期的な血液検査をしていないところがあります。しかし、「血液検査」はとても大事です。

双極症は抑うつ状態で発症し、うつ病を疑って医療機関を受診するケースが多いです。抑うつ状態を呈する病気は、精神疾患以外にも多数あります。甲状腺機能低下症、副甲状腺機能亢進症、糖尿病、自己免疫性疾患（関節リウマチ、全身性エリテマトーデスなど）、ウイルス感染などです。

そのすべてがルーチンの血液検査でわかるわけではありませんが、治療の序盤に主だった内科疾患が隠れていないかどうかを検討することは大事です。

双極症では、その主だった治療の1つが薬物治療です。薬物治療を行うにあたって、とくに肝機能と腎機能は大事な指標です。例えば腎機能が悪ければ、腎臓で主に代謝される薬は避ける必要があります。双極症で主に使われるリチウムは、腎機能が低下していると血中濃度が予想より高濃度となり、リチウム中毒を起こすリスクが高くなります。

薬物治療が開始されて以降は、3〜4か月ごとの定期的な血液検査を行うことが大切です。服薬により肝機能や腎機能に障害が出ていないか、糖代謝異常や血球減少が出現していないかをチェックします。異常があれば、薬物調整を行います。

血液検査でわかる、双極症で使用される主な薬の副作用は以下の通りです。

- ・リチウム：甲状腺機能低下、副甲状腺機能亢進、腎障害
- ・バルプロ酸：血小板減少、高アンモニア血症、膵炎
- ・カルバマゼピン：低Ｎａ血症（ＳＩＡＤＨ）、肝機能障害、血小板減少、白血球減少
- ・オランザピン、クエチアピン：脂質異常症、血糖値の上昇、糖尿病の増悪
- ・リスペリドン：高プロラクチン血症

## 薬物の血中濃度の管理

　リチウム、バルプロ酸、カルバマゼピンなどの薬は血中濃度を定期的に測定することが必要です。とくにリチウムでは、症状の改善に必要な治療濃度（0.4〜1.0mEq／L）と中毒域（1.5mEq／L以上）が近いためその血中濃度を測定することが重要です。血中濃度の上昇を認めた際は以下の対応をします。

- ・血清リチウム濃度が1.5mEq／Lを超えた場合は、必要に応じて減量または休薬
- ・2.0mEq／Lを超えた場合には、減量または休薬

## リチウムと血液検査

　次に「リチウム」に注目して、血液検査の重要性についてまとめます。リチウムを投与する際の血中濃度測定のルールは以下の通りです。

- ①投与開始後は、維持量が決まるまで1週間に1度の血液検査
- ②増量したときは、維持量が決まるまで1週間に1度の血液検査
- ③服薬量が定まってその量を維持している間は、2〜3カ月に1回の血液検査

　投与開始後はもちろん、維持量になってからも季節の変化による飲水量の変化や、生活習慣の変化、下痢や感染症などなんらかの身体疾患の出現、痛み止めとして使われるＮＳＡＩＤｓや一部の降圧薬の併用で血中濃度は変化するので、定期的な検査が必要です。高濃度となり中毒を起こすこともリスクが大きいですが、低濃度となり気分エピソードが再発することもリスクとなります。
　しかし、上記の通りに検査をしているケースは少なく、医療機関の検査体制の問題、費用負担、また患者さんがその必要性を理解しておらず数回な採血を回避する

ことなどが要因です。

## 世界的にも日本でも注意喚起がされている

2010年には世界保健機関（WHO）が、血液検査の体制が整っていない場合はリチウムを投与してはいけないと勧告しています。２０１２年には医薬品医療機器総合機構（ＰＭＤＡ）が、血液検査をせずにリチウム中毒に至るケースが多数あることを報告し、その後の調査で、リチウムを処方されている患者の半数以上で血液検査が行われていなかったことが判明しています。

## 医薬品副作用被害救済制度について

医薬品副作用被害救済制度とは、医薬品を適正に使用したにもかかわらず、その副作用により入院治療が必要になるほどの重篤な健康被害が生じた場合に、医療費や年金などの給付を行う公的な制度です。

「適切な」血清リチウム濃度測定が実施されずに重篤なリチウム中毒を起こして入院加療を受けた場合などは、適正な使用とは認められず、救済の支給対象となりません。この場合、患者さんやその家族は主治医に損害の請求をすることがあり、血液検査を行わないことは医師にとってもリスクの高いことです。

## まとめ

双極症で薬物治療をしている方は、処方にリチウムが含まれないとしても、定期的な血液検査が必要です。内科などで血液検査をしている場合は、その結果を主治医に見せましょう。現在の通院先を含め、他科でも血液検査を受けていない人は、次回受診時に相談してください。主治医が「採血できる体制がない。」「状態が安定しているから必要ない」などと回答する場合は要注意です。

どうしてもそのクリニックで採血ができないのなら、ほかの医療機関で受けられないかどうか、確認しましょう。安心して双極症の治療を継続するために大事なことです。

## ポイント

内科疾患のチェックなど、血液検査は双極症の診断や治療において重要な役目を担う。

リチウムの内服中は、血中濃度が治療の有効性や副作用出現の目安となり、血液検査の重要性が高い。

必要時、また定期的な血液検査を受けることで、安心して双極症の治療を続けていこう。

# 42

# 「寛解したら断薬できる」はホント？

Q 双極症は一生薬を飲み続ける病気と言われていますが、寛解して断薬できる方もいると聞きます。できれば薬はやめたいのですが、寛解すればやめられますか？

飲み忘れのないように気をつけることの大変さ、副作用に対する心配、長期に飲み続けることによる身体への影響、また薬局で薬を受け取るのにかかる手間……。このような理由から、「服薬をやめられたらいいのに」と思う人は多いでしょう。

## 寛解すれば薬をやめられる？

双極症は再発の多い病気で、１年間で４８〜６０％、５年間で８１〜９１％の方が再発すると報告されています[*1]。「症状が消失して双極症ではなくなった」のなら、「治癒」「完治」などと表現すべきですが、「寛解」という表現を使っていることがすべてを物語っています。統合失調症などほかの精神疾患や、各種のがんでも「寛解」という用語が使われますが、それは再発の恐れが高いからです。

## 維持療法は必要か？──Ⅰ型、Ⅱ型の場合

Ⅰ型の場合、気分が安定して寛解に至ったとしても、そこで薬物治療を中断する医師はまずいません。躁病エピソードの再発による社会的なダメージは、非常に大きいからです。また、再発を繰り返すうちに、気分の波のサイクルが速まってしまうこと、後遺症のように認知機能障害が残るリスクが高まることも懸念されます。日本うつ病学会の双極症の治療ガイドラインでは、以下のケースで維持療法（寛解期にも薬物治療を続けること）を推奨しています。

①重症の躁病エピソードが１度でもあった場合
②２回以上の躁病エピソードがあった場合
③重症の抑うつエピソードを繰り返している場合
④家族歴（家族に双極症の人がいる）がある場合

　一方、Ⅱ型の場合は、上記の③④に該当する場合は、やはり維持療法が推奨されます。ただ、維持療法については全体的に研究が不十分で、さらに、Ⅱ型においてはⅠ型より情報が少ないのが現状です。

　私は患者さんの意思も尊重しつつ、再発のデメリットを考慮して維持療法を続けることを推奨しています。ガイドラインの４項目のいずれにも該当せず、リチウムなど１つの薬で長期に安定が得られている場合は、患者さんから要望があれば減量、中止を試みます。その意味では「寛解して断薬できる人もいる」は正解です（以後、再発があるかどうかは別の話です）。

## 非薬物治療の徹底は効果的

　双極症では、生活リズムを整えることやストレスケアが、薬物治療と並んで大事です。これを「心理社会的治療」と呼びます。心理社会的治療を徹底することで、気分は安定化します。治療がうまくいかない、たびたび再発を起こす人では、昼過ぎに起き、明け方にようやく眠るような人がいます。このような人は規則正しく服薬することも困難なので、非薬物治療、薬物治療のどちらも不十分になります。

　心理社会的治療は有用ですが、Ⅰ型のケースではそれだけで長期安定を得ることは難しいでしょう。一方、Ⅱ型のケースでは、症状が軽度で気分エピソードのサイクルが長い人は、心理社会的治療を徹底することにより、薬物治療なしで長く寛解を維持できるかもしれません。

　ただ、心理社会的治療は薬物治療と併用したうえで効果が証明されていますから、単独での効果はなんとも言えません。また、今後研究が進めば、Ⅱ型の人も維持療法を続けることが推奨されるようになるかもしれません。いずれにせよ、薬物なしで病気をコントロールしようとする場合は、維持療法を行う場合より、日々の努力とその継続が必要になると認識しておきましょう。

## 質問のケースで考えられるストーリー

　質問にある、「断薬した人」については、主に下記の２パターンが考えられます。

・主治医が再発リスクや再発のダメージが小さいと判断し、維持療法の中止を決めた
・患者さんが自己判断で服薬や通院をしなくなった

　後者の場合は、現時点では気分は安定していても、早晩再発するかもしれません。前者の場合も、主治医は「今後も再発のリスクがあるので、気分症状のサインを感じたら受診してください」と念押ししているはずです。その人が、断薬して数カ月しか経っていないのなら、「薬なしで再発しない」ということが真実かどうかは、

わかりません。

　再発の有無は問わないとして、寛解期に主治医が断薬をトライする可能性があるのは、以下のような人です。

**ガイドラインの①〜④を満たさない（１４４ページ参照）**

**ガイドラインの①〜④を満たさない＋さらに病状が軽い**

　軽躁病エピソード、軽度〜中等度の抑うつエピソードでも、相当数の再発を繰り返している場合や、気分症状に伴い、浪費や仕事上での困難が認められる場合は勧められません。

**現在、１つの薬で長期に寛解状態が続いている**

　寛解を得られて数か月〜半年は経過を見て、安定が続いていればトライする可能性があります。

**トラブルになっても大ごとにならない状態にある**

　社員の生活を背負っている経営者、退職のリスクがある人、子どもの受験が迫っている人、あと一歩で自己破産寸前の人、次の再発で家族との関係が破たんしそうな人などには、リスクが高いので勧められません。

　差し迫った状況がなく、家族関係も安定している人には比較的勧めやすいでしょう。

## まとめ

　「薬を減らすこと」「薬をやめること」が第一の目標になっている方もいるでしょう。双極症の治療において一番大事なことはなんでしょうか。薬の数や量が少ないにこしたことはありませんが、薬の多い少ないよりも、生活が長期にわたり安定していることが大事だと、治療の進んだ方ほど、そうおっしゃる印象があります。

＊１　Keller MB,L.avori PW,Coryell W,et al.(1993)Bipolar I:a five-year prospective follow-up.J Nerv Ment dis,181(4),238-245

### ポイント

　★「寛解して断薬できる」ことはあっても、「その後ずっと再発がない」かはわからない。

　★断薬を希望する人は、断薬できる条件を満たしているか、自身の状態を確認してみよう。

　★治療において大事なことは何か？　いま一度、自分の考えや希望などを見直してみよう。

# 43

# 不規則な生活になり、
# 薬をきちんと飲めない……

Q 一人暮らしです。服薬の大切さはわかっていますが、つい不規則な生活に
なってしまい、きちんと薬を飲むことができません。何かいい方法はありま
すか？

心身に大きなダメージを受けて服薬の大切さを身にしみて知る人は多いですが、
そうなる前に改めて薬のことについて知っておきましょう。

## 生活リズムを整える

本当に病状をコントロールしたいなら、まずは生活リズムを「今日から」改善し
ていきましょう。

最近では、人が活動しやすい生活リズムのタイプは４つあると言われており、睡
眠や活動に適した時間帯は人それぞれです（103 ページ参照）。

しかし、いずれのタイプでも２４時までに寝ることが推奨されています。人間が
安定して力を発揮して過ごすには、少なくとも２４時には眠り、早くても朝５時ま
では寝ていることが大事です。そして、生活リズムが整ってこそ、服薬も守ること
ができるでしょう。

## 支援者と協力しながら行う

一人暮らしの場合は、親や兄弟、または親しい友人に協力してもらい、１日１回「今
日の気分はどう？」と連絡を取り合って、そのときに薬を飲んだか確認してもらい
ましょう。状態が安定していること、薬を今日も飲めたことを共有すれば、互いに
安心ですし、支援者の病気への認識も深まります。または、内服の管理アプリや、
壁掛け式・ポケットタイプのお薬カレンダーを利用してもよいでしょう。

夕方の薬をうっかり忘れても、寝るまでに飲めば大丈夫な場合が多いです。よく
忘れる人は、主治医や薬剤師に、忘れたときの対処について確認しておきましょう。

あなたの内服薬は1日何回でしょうか？　1日の服薬回数が多いほど管理が煩雑になり、うっかり飲み忘れたり、服薬時間を間違えてしまうなどのトラブルが起こりやすくなります。双極症でよく処方される薬剤の1日の服薬回数を、添付文書上の記載から下の表にまとめました。

表　双極症でよく処方される薬剤の1日の服薬回数

| 薬剤 | 1日の服薬回数 |
| --- | --- |
| リチウム（リーマス） | 1日に2〜3回、症状が改善して維持療法を続ける場合は1日に1〜3回 |
| ラモトリギン（ラミクタール） | 1日に1〜2回 |
| バルプロ酸（デパケン） | 1日に2〜3回、徐放錠なら1日に1〜2回 |
| カルバマゼピン（テグレトール） | 1日に1〜2回 |
| ルラシドン（ラツーダ） | 1日1回食後 |
| クエチアピン（ビプレッソ） | 徐放錠のビプレッソは1日1回就寝前 |
| オランザピン（ジプレキサ） | 1日1回 |
| アリピプラゾール（エビリファイ） | 1日1〜2回 |

＊適応外使用のもの含む

リチウムは、添付文書上は維持期にしか1日1回にはできません。しかし、午前中に受診して血中濃度を測る場合、リチウムを朝に内服すると数値が高く出てしまうので、夕食後や寝る前1回の形になっている方も多いと思います。副作用の腎障害についても、1日2回より1日1回内服のほうが影響は少ないです。白血球が増加する副作用は、1日1回より1日2回内服するほうが出やすくなりますが、この副作用は大きな問題にはなりません（内科受診時に白血球の増加する疾患を疑われることがあるので、おくすり手帳は必ず提示しましょう）。

ここであげた薬以外に、睡眠薬や抗不安薬、場合によっては抗うつ薬を併用している方も多いでしょう。服薬回数は、最も回数が多い場合は毎食後と眠前の4回になります（糖尿病や漢方の食前薬があればさらに増えます）。内服を守るためにも、主治医と相談して内服回数を調整できるものは見直していきましょう。

きちんと薬を飲んでいないことを隠していると……

飲み忘れが多いこと、何らかの理由で薬の量を自己調整したり中断していることを主治医に伝えにくいと感じる方は多いと思います。しかし、医師は、患者さんがお薬を飲み忘れる、飲み間違える、自己調整するなどの可能性があることは想定済みです。治療開始から100％きちんと飲める人は少ないので、正直に伝えてください。

例えば、採血でリチウムの血中濃度が低く出た場合、患者さんが「欠かさず、決められた時間帯に飲んでいます」と話したら、医師は「この人は血中濃度が上がり

にくいタイプだ。もう少し量を増やさなければ」「十分な量を試しても病状に効果がない。ほかの薬を試そう」などと考えます。必要以上の薬が処方されたり、いまの薬が合っているのに、ほかの薬を次々に試すことになるかもしれません。

　または、家族からの情報で飲んでいなかったことが伝わると、医師は内服を守れているかどうかを細かく確認するようになりますから、患者さんは不快な思いをしますし、診察時間の一部が内服確認のために費やされてしまいます。

　「薬を決められた通りに毎日飲むこと」、その難しさは医師も重々承知していますから、協力して、話し合って、内服を続けやすい仕組みづくり、確認のための仕組みづくりをしていきましょう。

### 習慣化の工夫

　習慣化の第一のヒントは、行動をできるだけ単純化・簡素化することです（内服回数を減らすなど）。

　第二のヒントは、いますでに習慣になっていることに新しい習慣をくっつけることです。例えば、夜寝る前には、多くの人がほとんど無意識に歯磨きをしているはずです。このように無意識レベルになっている習慣の前後に「服薬」という習慣をくっつけましょう。

　第三のヒントは、自然に内服する流れになる仕組みづくりです。歯みがき後に洗面所で薬を飲むのなら、洗面所に小皿を置き、そこに1回分の薬を入れておきます。歯ブラシを戻す場所のすぐそばがベストです。薬を手に取り、洗面所の水で飲み、空いた小皿に次の日の薬を入れて寝ます。翌日も無意識に、自然な流れで忘れずに内服ができます。

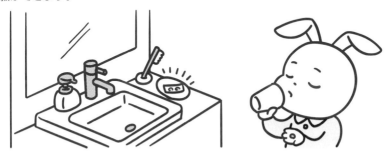

　お薬の内服についてはみなさんにできる工夫をしていただき、長く安定して過ごしてほしいと思います。

　内服でない薬物治療について、双極症の推持療法でアリピプラゾールという持効性注射薬が使えるようになり、4週に1回の注射で病状がコントロールできるようになりました。他に内服薬がない場合には患者さんの毎日の手間も、医師側の「ちゃ

んと飲めてるのかな？」というやきもきも解消されることが期待されます。

**ポイント**

- 規則正しい生活ができてこそ、規則正しい服薬ができる。支援者の存在も大事にしよう。
- 薬によって服薬タイミングが異なる。飲みやすさ・回数の少なさも意識して主治医と相談しよう。
- 服薬を習慣化するまでには時間がかかる。習慣化の工夫を生活の中に取り入れていこう。

# 躁状態でじっとして
# いられないときはどうする？

**Q** 躁状態になると睡眠時間が短くなってしまいます。眠れなくても横になっ
ていたほうがいいと言われますが、ただ横になっているとソワソワ、イライ
ラしてきます。短時間睡眠で活動してはだめでしょうか？

躁状態に移行すると活動性が高まり、あれやこれやと手を出したくなりますが、
それが高じると、ほとんどじっとしていられない状態になることがあります。「多動」
「過活動」などと表現される状態です。これ以上の悪化を防ぐために、睡眠時間を
多くとったり、活動性を抑えることが重要とわかっていながら、それが苦痛で耐え
がたく感じることがあります。

## 躁状態の対処法

躁状態になってしまった場合、それ以上の悪化を防いだり、その後の抑うつ状態
を重くしないために、しかるべき対処をする必要があります。

ただ、予兆を感じている段階や、軽躁の段階よりも自己対処は難しいです。幸い
なことに、躁状態のコントロールには薬物治療が効果的です。一時的に鎮静がかか
るリスクはありますが、必要な薬を、必要なだけ使うことが大事です。

ここで睡眠時間を確保することを投げ出すとどうなるかは、言わずもがなです。
すでに躁状態に配慮した処方にはなっていると思われますが、就寝前の薬と不眠時
の頓服をさらに調整してもらいましょう。

## どうしてもじっとしていられないときは

さらに薬物調整が行われても、横になっていられないほどのソワソワやイライラ
を感じるときは、やむをえず起きて過ごすことになるでしょう。この場合は、せめ
て室内でできる比較的静穏な活動を選びましょう。

躁状態の夜間の過ごし方として、左に行くほど望ましく、右に行くほど避けてほ
しい活動を示します。

| 眠る | → | 横になっ<br>て過ごす | → | 座って<br>過ごす | → | 歩き回る | → | 激しい筋ト<br>レやジョギ<br>ングをする |
|---|---|---|---|---|---|---|---|---|

　横になって過ごすことが難しくても、せめて座って過ごす、というようにとらえてください。刺激を避けるため、スマホやパソコンの画面を見ることはできれば避けましょう。電球色の光の元で読書する、刺激の少ない音楽を聞く、呼吸法をする、軽いストレッチをするなどの穏やかな活動とし、20 〜 30 分ほど活動したら同じ時間だけ横になって過ごしましょう。

　支援者は、「とにかく眠れなくても横になって過ごすこと」と助言しがちですが、ソワソワ・イライラの強いときにはそれを守ることが苦痛です。ベストな対処法だけでなく、その時点で実行可能な対処法を寛解期に考えておきましょう。

## 治療薬の副作用の可能性もある

　夜間のソワソワ・イライラは治療薬によって起こされている可能性があります。双極症の治療にリスペリドンやオランザピンなどの抗精神病薬が使用されることがありますが、その中でも特に、「アリピプラゾール（商品名：エビリファイ）」は、「アカシジア」という副作用が起こりやすいです。

　アカシジアは「錐体外路症状」のひとつで、じっと座っていられない「静座不能」の状態です。足がむずむずする、足踏みをする、頻繁に姿勢を変えるなどの症状が見られます。アカシジアは日中にも見られますが、このアカシジアのために不眠が出現することもあります。よって、眠れずじっとしていられない場合、躁症状なのか、薬の副作用なのか、見極めが難しいケースもありますが、検討が必要です。

　アカシジアが疑われる場合は、薬物調整をすることで夜間に睡眠をとりやすくなります。

## レストレスレッグス症候群の可能性

　「むずむず脚症候群」という病名を聞いたことはあるでしょうか？

　正式には「レストレスレッグス症候群」（restless legs syndrome：RLS）と言いますが、主に太ももから足首にかけて、何とも言えない不快な感覚、むずむずするような、虫が這っているような感覚を生じる病気です。就寝しようと横になったときや、長くじっと座っているときに、足の不快感が起き、足を動かすと症状が和らぎます。前述のアカシジアと似た症状です。

　ＲＬＳは、実は人口の２〜４％に見られるとされるポピュラーな病気です。特発性のものと、二次性に起こるものがあり、鉄欠乏性貧血で起こることはよく知られています。女性では生理中に出血して貧血になりやすく、症状が悪化することがあります。ＲＬＳの治療が必要な人はその一部ではありますが、双極症でＲＬＳを悪

化させる薬が治療に使われますので、考慮が必要です。抗うつ剤、抗精神病薬、リチウムはその原因になりえます。

### まとめ

　躁状態で夜間にじっと横になっていることは、非常に苦痛です。一方、この時期にどれだけ睡眠時間が確保できるかが、その後の経過を決めるといっても過言ではありません。アカシジアやRLSを考慮しつつ、また、そのときにできるレベルの対処を意識しつつ、回復へ向かっていただきたいと思います。

### ポ イ ン ト

★ 躁病エピソード中に睡眠時間を確保することは大事だが、実行するのは難しい。

★ 薬物調整を行っても改善しないときは、アカシジアなどの問題が隠れていないか検討する。

★ 現状で可能なレベルの「静穏な夜の過ごし方」が実行できたら、ひとまずOK としよう。

# 45

# よくなりたいのについ
# 怠けてしまうときはどうする?

**Q** 自堕落な生活から抜けられません。主治医には「だいぶよくなってきたので、少しずつできることを増やしていきましょう」と言われますが、何年も乱れた生活を送ってきたので、基本的な生活習慣の改善すら挫折してしまいます。最終的な目標は働けるようになることですが、心のどこかで「このままのほうがラク」という思いがあります。改善策はありますか?

気分は安定しているけれども、抑うつ状態での過ごし方が定着してしまい、せっかく寛解に至っているのに、ステップアップできていない状態と想像します。ここでわかるのは、医師がいくら次のステップを促しても本人が動かなければよくならないということです(もちろん、医師側の「上手な働きかけ」も大事です)。

改善策は1つ。「できることから行動すること」です。

「え? だから、行動し出すための方法を聞いてるんでしょ?」と思われた方もいらっしゃるでしょう。実は脳科学的には、「意欲が高まる」⇒「行動できる」ではなく、「行動する」⇒「意欲が高まる」という順番だといわれています。

### 本当に現状を改善したいときに「周囲に求めるべきこと」

「怠けグセがある」「自分が情けない」「自分を律することができない」などと、できない理由や自己否定的なイメージを言葉にして「できないこと」を自分に納得させたり、他者に同意を求めたりすることは、少しずつ減らしましょう。

自分に同意すること、他者に同意してもらうことで「行動しない・したくない」自分を肯定、強化することになります(回復基調で次のステップに移れるくらいの状態の方を想定しています。重度の抑うつ状態の方や、現状でとても無理な活動をしようとしている方には当てはまりません)。

私自身、抑うつ状態からの回復期にダラダラと過ごしてしまった過去があります。そのときは「どうせ自分はダメだから」「このままでもういいんだ」など、他者に向かって口にしたり、ネガティブなことをブログに書いたりしていました。当時の私が「行動したくないための言い訳について、他者に同意を求めるな」なんて言われたら「弱音を吐くことも許されないのか!」なんて反発したかもしれません。

でも、振り返ってみると、自分がそこから抜けられたのは、「行動すること」の

積み重ねでした。いまならわかります。家族や支援者、主治医に求めるべきことは、現状のままでいいという「お墨付き」ではなく、以下のことです。

①現状の活動で客観的に見て問題なさそうかのチェック
②活動への助言
③応援

本当に行動していきたいなら、その思いを周囲に伝えること、「応援してほしい」とお願いすることです。周囲から1日1回の声かけがあるかどうかは、行動に移せるかどうかに影響するでしょう。

## 人は変化を恐れる生き物

人は、悪い方向への変化だけでなく、よい方向への変化についても不安になるものです。「いまのままがラク」という気持ちは、ある意味、普通の気持ちです。また、「いまのままがいいとは思っていないけれど、最悪でもない」という状態は、一番モチベーションが上がらない状態かもしれません。

人は変化することができない理由を探し求めてしまうものです。エネルギー的には十分行動できる段階にあるとすると、このような現状は「行動できない」のではなく「行動したくない」ことの表れと考えられます。

## 今後のビジョンを思い描いてみる

ご自身のこれからのビジョンを思い描いてみましょう。

・どんな生活をしたいか
・どんな仕事をしたいか
・どんな趣味を楽しみたいか
・どんな場所へ出かけたいか
・どんなことを学びたいか
・どんな人間関係を築きたいか

いまの時代、人生は長くなったとはいえ、時間は有限です。せっかく行動できる状態にまで回復してきているわけですから、今後のビジョンがクリアになれば、動き出さずにはいられないと思います。

## 「行動」を堅苦しく考えない

　行動といっても、スモールステップのささやかな行動からで十分です。それすらできないと思われるなら、ここでいくらメッセージを送っても、あなたに影響を与えることはできません。以下のことを大切にしてください。

- 「いま」の状態で少しがんばったらできる、ささやかな活動から取り組むこと
- あれもこれもではなく、1つのことから取り組むこと
- 体調などの記録とともに、できたことを記録すること
- できたことを寝る前に思い返して、自己効力感を高めること
- 周囲に公言して、周囲にも援助してもらうこと

## まとめ

　主治医を含め、家族や支援者は「せっかく次のステップに移れそうなのに、もったいないな。でも、あまり強く言ったり、しつこく言ったりしたら、病状に差し障るかも」と、内心感じているかもしれません。

　回復基調の時期に適切に行動できないと、周囲の人は「声かけしてもムダだな」と半ばあきらめてしまうかもしれません。それは双極症の人にとって大きなデメリットになります。

　いま、少ししんどいけれど、1日1日をがんばってみることは自身のためだけでなく、家族や支援者の励みにもなることを覚えておいてほしいと思います。

### ポイント

- いくら周囲が働きかけても、いくら知識があっても、行動しないと前に進めない。
- 「今日」「いま」できることを、まず1つやってみよう。その積み重ねが実を結ぶ日まで。
- あなたの行動が周囲に与える影響は大きい。さらに、回り回って、自身のプラスになる。

# 「カウンセリング」は有効？
## —— 薬以外の治療法

46

Q　カウンセリングに向き不向きはありますか？　双極症にもカウンセリング
は有効なのでしょうか？　精神療法との違いについても教えてください。

カウンセリングとは、援助者となる「カウンセラー」が、専門的な知識をもとに、相談者（来談者）の悩みや困りごとを和らげたり、解消することをサポートする技法です。一般的に、相談者のことを「クライエント」と呼びます。

## カウンセリングとは？

カウンセリングはカウンセラーとの対話を通じて、心理的な悩みや困りごと、つらさの解消をめざしていく、心理面へのアプローチです。カウンセリングのほかに「心理療法」や「精神療法」という言葉がありますが、日本では厳密に言葉の使い方が区別されていません。精神科医が診察で患者さんのお話を聞き、困りごとを明らかにして、その解決法を一緒に探していくことも、上記の定義からすると「カウンセリング」と呼ぶことができます。

扱う内容は類似しますが、以下のように理解すればよいと思います。

　心理療法・・・心理士が行う。臨床心理学がベース。病的水準が比較的軽度
　精神療法・・・精神科医が行う。精神医学がベース。病的水準が比較的重度

カウンセリングでは、基本的にカウンセラーは「答え」や「解決策」を提示しません。カウンセラーは、「傾聴」「相槌」「繰り返し」「要約」「明確化」「解釈」などの技法を用いて、クライエントがクライエント自身に向き合うこと、新たな気づきを得ることを援助します。クライエントが自身の問題に主体的に取り組み、問題への対処方法や現状への適応方法を自身でつかみとっていくことがポイントとなります。これを「来談者中心療法」と呼びます。

　さて、本題の「双極症にカウンセリングが有用かどうか」ですが、「来談者中心療法」は、現時点ではその有効性は証明されていません。

　ちなみに、「精神分析療法」は精神科医フロイトの考えを元にした精神療法で治療者が患者さんに頭に浮かんでくることをそのまま話すように促し、浮かんできたことから患者さんの心の中で何が起こっているのかを検討していきます。これも双極症には効果がないとされています。

　双極症における薬物治療以外の治療をまとめて「心理社会的治療」と呼びます。心理社会的治療の中で、双極症の再発予防に効果があると実証されているものは、①心理教育、②集団心理教育、③対人関係・社会リズム療法、④家族焦点化療法、⑤認知行動療法です。ただし、③、④については再発予防効果がないとする報告もあるので、今後のさらなる検証が望まれます。

　精神疾患など、受容が難しい病気が対象となります。病気の症状・経過・治療法などについての正しい知識や療養における心構えを伝え、病気による様々な問題への対処スキルを身につけてもらうことが目的です。

　受け入れがたい病気を抱えた患者さんに対する心理面への十分な配慮が必要となります。

　①の心理教育を集団で行うものです。数名の同じ病気の患者さんが集まり、一緒に学び、質問や意見交換をしながら理解を深めます。医師、薬剤師、心理士、看護師、作業療法士、精神保健福祉士など多職種で行われます。

　もともとうつ病を対象としていた「対人関係療法」と、「社会リズム療法」を組み合わせた治療法です。

　双極症では、対人関係を主としたストレスと、生活リズムの乱れが相まって気分エピソードが起こります。対人関係療法では、対人関係の改善や、対人関係から起こるストレスを少なくすること、環境変化への適応スキルを身につけること。社会リズム療法では、睡眠やさまざまな活動のリズムを一定にすることをめざします。

家族へのアプローチを重視し、下記のようなことを患者さんと家族に対して行います。

- 患者とその家族が経験した双極症の体験を整理する
- 気分変動を起こしやすい脆弱性（もろさ）があることについての理解を促す
- 症状のコントロールのために気分安定薬を服用することの重要性についての理解を促す
- 双極症による症状と元来の性格との違いを見分けられるように援助する
- 双極症の再発を起こしうるストレスフルなライフイベントへの対処法を理解し、習得するのを支援する
- 気分エピソードにより崩れた家族関係を、気分症状のコントロールにおいて有効な関係に戻す支援をする

うつ病をはじめとして、さまざまな病気で有用な治療法です。

双極症でも、偏った考え方のクセを変えていくことが再発予防につながります。ただし、双極症がほかの病気と大きく異なるのは、気分エピソードによって、考え・ものごとのとらえ方・行動のパターンが違ってくる点です。よって、気分エピソードによる考え・ものごとのとらえ方・行動のパターンの変化を把握し、気分エピソードそれぞれの対処法を身につけていく必要があります。

医療機関によっては、上記の治療の多くが受けられる体制になく、「受けたい」と思ってもかなわない場合も多いでしょう。医師は短い診察の中ではあっても、上記のような治療のエッセンスを取り入れた診察を心がけてはいますが、不十分に感じられるかもしれません。興味があれば、対人関係・社会リズム療法などの本を一度読んでみましょう。

＊1　大野裕ほか監訳（2017）「双極性障害の家族焦点化療法」金剛出版

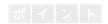

- 双極症に対しては、カウンセリング（来談者中心療法）は有効性が認められていない。
- 「心理社会的治療」には、対人関係・社会リズム療法など、双極症に有効な治療法がある。
- 対人関係・社会リズム療法、認知行動療法など、まずは本を一読してみよう。

# 47 精神科医が「やってほしい」と思うことは？〜日常編〜

**Q** 精神科医が患者に「日常生活のなかでこれだけはやってほしい」と思うことは、なんでしょう？

### その①──規則正しい生活をすること

　１つ目は、規則正しい生活をすることです。人によって個人差はありますが、たとえば、朝７時に起きて、日が変わるまでに寝ること。イベントや身体の調子によってばらつきはあっても、できるだけ一定のリズムで生活することです。「なーんだ、そんなこと」と、思われるかもしれませんが、侮るなかれです。

　生活リズムの安定は双極症の人にとって、基本中の基本です。この心がけがなければ、抑うつ・軽躁・躁状態の気分を通常気分に戻していくことも、通常気分から抑うつ・軽躁・躁状態の気分に再度ならないようにすることも難しいです。とくに仕事をされたり、通所されている方は、連休や年末年始などのイベント時にリズムを崩しがちです。

### ＊睡眠の要注意点

　たった一晩の徹夜で躁転することもあるので、気をつけましょう。睡眠時間が気分に影響を及ぼす一方で、気分も睡眠時間に影響を及ぼします。躁状態では短時間睡眠になりがちで、それが躁状態をより悪化させます。頓服薬を使ってでも、最低７時間は眠るように意識しましょう。

### ＊イベント中のストレスの要注意点

　季節のイベントや人生の節目のイベントの際には、いつもは会わない人と会ったり、外で過ごす時間が長くなったり、睡眠時間が短くなったり、また、自身の状態があまりよくないときは周囲のウキウキモードと比較して落ち込むこともあり、ストレスから不調をきたしやすいです。イベントを満喫でき、気分への影響も少ないという方は大いにイベントを楽しんでください。毎回イベント後に寝込むような方には、イベント時も平常モードに近い過ごし方をすることをおすすめします。

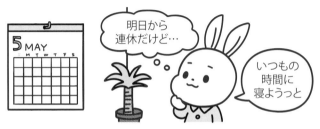

薬物治療は双極症の治療の柱の１つです。薬を使うことによって、気分を「上がり過ぎず、下がり過ぎず」のいい塩梅に調整します。上下に大きく振れることを繰り返すと、社会的な不利益（仕事、人間関係、経済面など）を被るリスク、自尊心の低下をきたすリスク、気分の変動サイクルが早まるリスク、通常気分の時期にも認知機能障害を残すリスクが高まります。

内服回数の少ない人は夕方や就寝前の１回、多い人は朝・昼・夕・就寝前と１日４回内服されているでしょう。服薬を守ることの難しさは精神疾患に限りません。たとえば、なんらかの感染症で１日３回飲むタイプの抗菌薬を５日分処方されたとします。これくらいの短期間でも「うっかりお昼の内服を忘れた」「外食して夕食後の薬を飲んでいなかったと寝る前に気づいた」という飲み忘れは起こりえます。

薬は飲み忘れがあることを前提に対策しましょう。壁かけカレンダータイプのお薬ポケットを利用する、お薬のシートにマジックで直接日付を書き込む、お薬が多い場合はタイミングごとに一包化してもらう、家族に声かけをお願いする、飲んだらチェックする、記録アプリを利用するなど、工夫しましょう。

３つ目に、症状や生活を「自己管理」「セルフチェック」する意識をもつことです。体調や生活の自己管理がしっかりできていれば、病状のコントロールもうまくいくでしょう。まずは手帳でも、自作のグラフでも、気分の管理アプリでも、やりやすい方法で、気分を数値化して記録してみましょう。

起きたとき、寝る前など、タイミングを決めて記録します。私の外来では、「－５」～「＋５」の１１段階で、今日はどこにあてはまるか確認しています。「－５」は重度の抑うつ状態、「＋５」は重度の躁状態、「０」はどちらでもないフラットな状態です。はじめは数値化するのが難しいですが、慣れてくると、「今日は『＋２』くらい」などと即座に判断できるようになります。グラフにすると、自身の気分のサイクルが視覚的に把握できるようになります。「いつも〇か月くらいで落ちてくるなあ」「〇月くらいに上がってることが多いな」というふうにです。

さらに大事なのは、上がりすぎ・下がりすぎの手前でその傾向に気づき、対処できることです。とくに躁状態に大きく振れると、入院を回避できない状態になりま

す。しばらく「－1」～「＋1」で行き来していた人が「＋2」「＋3」と記録することが増えたら、要注意です。ここで、予定より早めに受診する、家族・支援者に相談することができれば、最悪の事態を防げます。

　軽度の上下の振れに気づくことで、より生活リズムを意識して再発しないように行動できるので、体調管理、気分管理を習慣化していきましょう。

ポ　イ　ン　ト

★ まず取り組むべきは生活リズムの改善。イレギュラーなイベントの刺激やストレスにも気をつけよう。

★ 薬物治療がスムーズに導入され、維持できるかどうかが命運を分ける。

★ 今後に役立てるため、気分レベルのチェック、記録、振り返りを定期的に行おう。

# 48

# 精神科医が「やってほしい」と思うことは？〜診察編〜

**Q** 精神科医が患者さんに「診察のときにこれだけはやってほしい」と思うことは何でしょう？

病気とつきあう長い時間のなかで、診察の占める時間はわずかですが、とても大事な時間です。次の点を意識すると、実りの多い診察になるでしょう。

### その1──症状に関する情報をしっかり伝えること

まずやってほしいことは、医師があなたの現状を把握するために必要な情報を、しっかりと伝えることです。伝えることをためらったり、あきらめた経験はありませんか？　あなたが伝えそびれたことは、実は治療にとって大事な情報かもしれません。

とくに診断されたばかりの人は、何が症状なのか、何が悪化の注意サインなのかピンとこないことも多いでしょう。毎回話題にするのは、以下の6点です。

### 気分レベル

前回の診察以降の気分レベルの変動を表現してもらい変動の原因を検討したり、対処について助言します。

### 睡眠状態

双極症では通常、躁状態では睡眠時間が短くなります。抑うつ状態では睡眠時間が短くなるタイプの人と長くなるタイプの人（過眠）がいるので、自身のタイプを把握することが大事です。睡眠時間の短縮が躁症状を引き起こすこともあり、医師は睡眠時間が短ければ適切な睡眠をとるよう促します。

### 食事状態

躁状態では、極端に少ない食事量で十分と感じたり、たくさん食べているのに活動量が多いために体重が減ることがあります。抑うつ状態では、うつ病と同様に食欲が落ちるタイプの人と、非定型的なうつ症状の過食が出るタイプの人がいます。食事量や体重の増減の情報から、医師は気分を評価し、食生活の助言をします。

　1日の活動の量や質を検討します。仕事や趣味に長時間没頭する、外出が増える、遅くまで帰宅しない、普段しない活動をすんなり行えるなど、活動の量や質の亢進が目立つときは躁状態を考えます。作業効率が落ちている、やる気が出ない、誘いを断ってしまう、家事ができない、入浴がおっくうなど、活動の質や量の低下が目立つときは抑うつ状態を考えます。

　躁状態では、感情的な表現、誇大的な発想、浪費、尊大な態度などが出現し、家族・友人・職場の人などとのいさかいが増えます。抑うつ状態では、人づきあいが減り、こもりがちになります。躁症状と抑うつ症状が交じり合う混合状態でもイライラが目立ち、大事な人との関係にヒビが入ることがあります。

　その他、軽躁・躁状態では、アイデアがどんどん浮かぶ、ギャンブルにのめりこむ、性的逸脱行為（263 ページ参照）があるなど、また女性では生理周期に合わせて気分変動への影響がある（94 ページ参照）など、個別に話題にするポイントはたくさんあります。自分独自の話題にすべきポイントをつかんでいきましょう。

## そのⓍ　服薬に関する情報を伝えること

　薬には主作用と副作用があり、主作用が十分でない場合・副作用が許容範囲を超える場合には薬の量を調整することや変更・中止することがあります。双極症でよく使われる薬でも、軽い副作用から重い副作用まで、いろいろなことが起こりえます。

　気分安定薬として、リチウム、抗てんかん薬、抗精神病薬が主に使用されますが、いずれの薬も副作用、有害事象が起こる可能性があります。気になったことがあればすぐに相談してください。

　・炭酸リチウム（リーマス）
　　⇒脱水状態、発熱時など、体内のお薬の濃度が上昇したときにリチウム中毒
　　を起こすことがある。
　・ラモトリギン（ラミクタール）
　　⇒投与初期と、増量したタイミングでとくに注意が必要。皮疹（皮膚にできるブツブツ）から致命的な状態をきたすリスクがある。

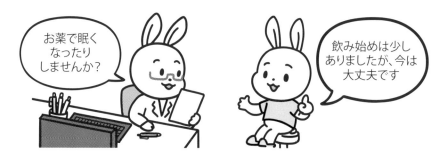

次に、診察の時間外にもかかわることですが、「宿題をすること」も大切です。

医師はいろいろな宿題を出します。「睡眠時間の記録をしてみましょう」「こういった兆候が出たら、こんなふうに対処してみましょう」「家族と○○について話し合ってみましょう」「寝る前に○○する習慣をつけていきましょう」「しんどいときの対処行動をピックアップしてみましょう」などです。

医師が提案する宿題は治療にとって意義が大きく、その場限りの話で終わるのはもったいないことです。しんどい日もありますから、完璧にできなくてもかまいません。

「2日に1回は睡眠時間を記録できた」「少し対処法について考えることができた」「家族の1人に思い切って話してみた」などと宿題の結果を報告できたら、有意義な診察になります。医師はその結果から、さらなる助言をしますので、無理のない範囲で取り組んでください。

最後の「してほしいこと」は、家族や支援者に診察に参加してもらうことです。症状の重いときは家族などが付き添って受診することがあります。その一方で、症状が軽い人、家族や支援者との関係がよくない人は、1人で受診することが多いでしょう。

双極症では、病気について周囲の人たちに理解してもらうことに加えて、「現状はどうか」を本人と家族・支援者で確認し合うこと、「この状態になったら○○する」とルールづくりをすることが病状コントロールに有用です。

医師が直接、病状を説明することで、家族・支援者は安心感を得られますし、何かあったとき、医師に相談するハードルが下がります。「私の病気について主治医から話を聞いてほしい」とお誘いするのもいいアイデアです。

家族、支援者との関係がよくない場合、その背景には家族や支援者の病気に対する理解不足や偏見、患者さん自身が病状のために家族や支援者とうまくコミュニ

ケーションできていないことがあるかもしれません。医師が家族と直接話すことで、偏見を解いたり、理解を促したり、患者さんの言葉が足りないところを補うことができます。そのような場合にも、助けになれると思います。

## ポ イ ン ト

- ★ 患者さんからの情報が医師の治療判断を左右する。伝え漏れのないよう、メモも活用しよう。
- ★ 治療に必須の薬物治療について、効果、副作用、飲み忘れの状況などを医師と検討しよう。
- ★ 家族・支援者が診察に同席することは、双方にとって有益。一度誘ってみてほしい。

# 49

# 躁状態でのトラブルを
# 主治医にどう伝えたらいい？

**Q** 診察のときに、とくに躁状態でやらかしてしまったことは話せません。隠したくなるようなことこそ、医師にとって重要な情報であり、話すべきとは思うのですが、主治医にも知られたくないと思ってしまいます。

　軽躁・躁状態での失敗、「恥ずかしい」と後悔するようなエピソードは、相手が医師でなくとも打ち明けにくいものです。近しい家族に対しても、何かのきっかけで発覚するまで隠しているケースも多いでしょう。お金の絡むトラブル、仕事での信用の失墜、家族や友人関係の悪化、性的なトラブルなど、話題にしにくいものがほとんどだからです。問題に直面することを避けたいという気持ちも背景にあるかもしれません。

　その一方で、黙っていることは、自分にとって不利益になります。気分症状からのトラブルを主治医が把握できていないと、治療が不十分なままで、同じような失敗を繰り返すことがありうるからです。診察で話せないくらいの失敗・トラブルですから、それが繰り返し起こると、社会的にも対人的にも経済的にも、ダメージが大きくなってしまいます。

## 伝えにくいことを伝える際のヒント

### 主治医は、症状の末に起こったことを理解している

　医師は、躁症状に影響されてトラブルが起こることは想定済みです。即入院になるようなケースでは、隠そうにも隠せないほどのトラブルに発展していることも多々あります。そういったケースを経験してきた医師は、まず動揺することはありません。また、主治医の心証を悪くしないかを心配しているなら、それはまったくの杞憂です。患者さん自身を責めても何もプラスにはならないので、今回うまく気分症状をコントロールできなかった理由を探り、今後に活かしていこうと考えています。

　また、躁症状による「やらかし」を「本人の性格から起こった」、「本来そのような願望があった」などとは考えません。

医師には診療のなかで知り得たことについて守秘義務がありますから、打ち明けた話が外部に漏れるような心配はありません。もちろん、相手が家族であっても、患者さんが「言わないでほしい」ことについては、患者さんの許可なしに伝えることはありません。

どうしても詳細な内容を伝えることがためらわれる場合、そのトラブルの重大性だけは伝えてください。それだけでも治療にとっては大きな手がかりになります。

◎伝えにくいことを伝える際のヒント（⇒後のように言いかえてみましょう）
・株の信用取引に手を出して２００万円の損失を出した
　　⇒**投資で損失を出してしまった**
・カードで高額の買い物をして支払い額が膨らんでいる
　　⇒**カードで買い物をしすぎてしまった**
・出会い系アプリで不特定の人と性交渉してしまった
　　⇒**普段ならしない出会いを求めてしまった**
・会社で上司に怒鳴り散らしてしまい降格処分を受けた
　　⇒**会社で上司を怒らせてしまった**
・取引先に上から目線の対応をして怒らせた⇒**取引先ともめてしまった**
・怒りまかせに、パートナーに離婚届を叩きつけてしまった
　　⇒**パートナーと大きな喧嘩をしてしまった**
・子どもに怒鳴って、手をあげてしまった
　　⇒**子どもにイライラして当たってしまった**

詳細を隠しつつも、トラブルが起こっていることは伝えてください。話すことのハードルが下がり、段階を経て具体的に伝えることができるかもしれません。

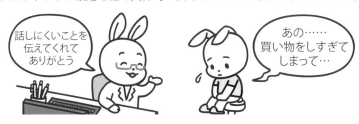

　デイケアや作業所など、主治医と連携している支援機関を利用している場合は、話しやすい職員にまず打ち明けて、間接的にその人から主治医に報告してもらう形をとることもできます。通院先が看護師や精神保健福祉士（PSW）、心理士などのコメディカルのいる医療機関であれば、診察前に「伝えにくいことなんだけど……」と前置きしてみてもいいと思います。いまはまだここだけの報告に留めたい場合は、その旨を伝えておけば大丈夫です。

　紙に書いて伝える方法は、口で言うよりは少しハードルが下がると思います。メモアプリにまとめて主治医に見せてもよいでしょう。

### まとめ

　医師がいくら「何でも話してくださいね」と伝えていても、診察時間が長くなるので遠慮したり、「自分の人間性を疑われるのでは」と気になって言い出しにくいという方は多いでしょう。医療側には患者さんが「何でも話せる」雰囲気づくり、仕組みづくりが必要です。私のクリニックでは、再診の方にも問診票（Web問診もあります）を活用しており、その中に「最近あった特別なできごと」の項目があります。診察前に話題にすべき点を押さえておくことができ、診察でも重要な点を中心にお話しできるので有用です。今回の課題のように口にしづらいことも伝えてもらいやすいと感じます。

　治療は医師からお仕着せられるものではなく、双方が語り合い、そのときどきにベスト（もしくはベター）な方法をお互いが納得して選び取っていくものです。今回のテーマの「言いにくいこと」に限らず大事な視点ですので、覚えておいてください。

### ポイント

- ★ 軽躁・躁状態でのトラブルは人に話しにくいもの。医師に隠したい気持ちは普通のこと。
- ★ 医師はたいていのことでは驚かないし、悪い印象をもたれることはない。
- ★ 少しずつで大丈夫。軽躁・躁状態でのトラブルと向き合い、今後の治療に活かしていこう。

# 50 精神科医が「これだけは やめてほしい」と 思っていること

(Q) 精神科医が双極症の患者さんに「これだけはやめてほしい」と思っている ことはありますか？

　気分の安定をめざすために、医師が患者さんに「やってほしいこと」がある一方で、「これだけはやめてほしいこと」もあります。自身の診療経験も交えて列挙しますので、ご自身に当てはまることがないかチェックしてみてください。

## その1── 処方された薬を自己判断で中止・調整することはNG！

　自己判断で薬を中止したり調整したことがある人は、多いと思います。

　「自分の体のことは自分が一番わかっている」「次の受診までは日があるし、待てない」「周りの人に薬は飲まないほうがいいと言われる」

　いろいろな理由があると思います。医師側の説明不足や、信頼関係が十分でないという要因も大きいでしょう。しかし、お薬の自己調整は、患者さんにとってのデメリットが大きいです。

　精神疾患はさまざまで、お薬以外の方法で比較的病状をコントロールしやすい病気もあります。そのなかでも双極症、とくにⅠ型の場合には、気分安定薬の維持が病状安定のために必須です。生活習慣やものの見方を変えることも大切ですが、お薬なしに十分な安定は得られないと考えておきましょう。

　精神科医は、以下のことを考えながら、お薬の内容を考えています。

①いまのお薬で十分に気分の波がコントロールできているか
②いまのお薬で困った副作用が出ていないか
③いまの服用タイミングで飲み忘れが発生しやすくないか
④お薬の剤型（錠剤、カプセル剤など）により飲みにくさはないか
⑤どれくらいきちんと内服できているか

　ですので、主治医の知らないところで、こっそりお薬を止めていたり、間引きし

ていたりすると、「この処方であまりよくない状態だから、より多くの量が必要では？」などと、誤った判断をしてしまう恐れがあります。正直に中断・調整したことを話してもらったとしても、急な中断や減薬で病状が悪化したり、お薬を減らしたことそのものによる症状が出てしまうことがあります。

＊お薬についてのお願い
①処方の意図がわからない、飲む理由に納得できない気持ちがあれば、診察のときに気になる点を聞いてください（薬剤師への相談でもＯＫ）。
②次の診察までの間に、疑問や副作用で困ることが出たら、電話などで問い合わせてください。
③専門家でない周囲の人の意見は、あくまでも参程度考にとどめてください。

その——夜ふかし、運動不足、飲酒、カフェインの摂りすぎはＮＧ！

次にやめてほしいのは、夜ふかし、運動不足、飲酒、カフェインの摂りすぎなど、双極症の患者さんにとってよくない生活習慣です。

理想を言えば一定の時刻に起床して、決まった時間に三食食べるような規則正しい生活をして、３０分散歩する程度の適度な運動を行い、飲酒・喫煙はしない、カフェインも摂りすぎない、そんな生活を送ってほしいです。

「そんな生活は、つまらない！」と思われる方もいるでしょう。私も若い頃は、夜遅くまで好きなことをしたり、はめを外してお酒を飲むことが人生の楽しみ、休みの日は徹底的にダラダラ過ごしたいと思っていました。でも、いまは「規則正しい生活」「はめを外さず淡々した過ごし方」が心身ともに安定をもたらしてくれていると身にしみて感じます。（もちろん仕事や季節のイベントで、きっちりできない日もありますが）

双極症では、夜ふかしや、人づきあい、さまざまなイベント、飲酒などにより、急激な躁転（抑うつ状態から躁状態に移行すること）が引き起こされることがあります。そして、躁状態が落ち着いてきた後、多くの方が抑うつ状態に転じてしまいます。抑うつエピソード中であれば、生活リズムの乱れが寝込むほどの疲労につながることもあります。激しい症状には至らなくても、気分への影響は少なからずあると考えておきましょう。

よい生活習慣は、双極症のコントロールにプラスになるだけではありません。内科的な病気の予防にもつながります。また、生活習慣が乱れた人より、日中のコンディション・活動のパフォーマンスは良好でしょう。病気を通じて、一生モノの生活習慣を身につけられたと考えられるといいですね。

その３ ── 周囲の根拠のない意見に惑わされることはＮＧ

精神疾患全般に言えることですが、病気に理解がない人、あなたのことを心から心配していない人たちは、「その人たちの立場や考えから」好き勝手なことを言ってきます。せっかく病気を受け入れる気持ちになってきたところに水を差したり、病気について誤った考えを押し付けてきたり、病気と人格を混同して非難してきたり。

「薬を長期間飲むなんてありえない」「病気じゃなくて心の持ちようでしょ」「なんでも病気って言えば許されると思ってるんだから」などなど……。

そのようなことを言われたら、動揺し、自分を責める気持ち、治療に対して否定的な気持ちにするでしょう。とくに抑うつエピソード中は、ネガティブな思考に陥りやすいので要注意です。他者の意見のなかにはありがたい助言やメッセージもありますが、治療の根幹にかかわることで気持ちが揺れたときは、診察時に相談しましょう。

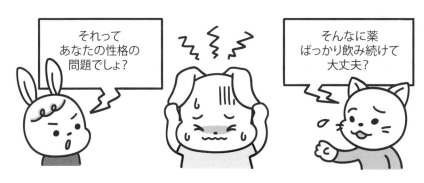

ポイント

お薬は双極症の治療の大事な要素。何か困ったとき・迷ったときは医師に相談しよう。

生活習慣は一生もの。規則正しい生活はメリットが大きいことを体感しよう。

病気や治療について否定的な意見を言う人とは、距離をおこう。

# 51

# 精神科医が家族や身近にいる
# 人にお願いしたいことは？

Q 家族や友人の理解や援助があるかどうかが、治療に大きく影響すると感じ
ています。医師が家族や友人について重要視するのは、どんなことですか？

　双極症に限らず、精神疾患を抱える人にとって、家族、職場の上司や同僚、友人
などは大事な存在です。

　ここでは家族や身近で支えてくれる人たち（以下、支援者）に向けてお願いした
い３つのことと、具体的なお願いをお伝えします。

### 病気を理解すること

　まずは、双極症についての正しい知識を身につけてもらうことが大切です。

　どのくらいの人がかかる病気なのか、原因はわかっているのか、どんな症状が出
るのか、どんな経過をたどるのか、どんな要因で悪化するのか、薬はどんなものを
使うのかなどです。その知識は支援者にとっても有益です。本人が安定すれば、支
援者の負担やストレスは少なくてすみますし、症状と認識できていれば避けられる
いさかいもあります。双極症の人は、さまざまな場面で「わかってもらえない」と
いう苦しい気持ちを抱きがちです。

　支援者が本人のすべてをわかる必要はありませんし、本人の要求が過度な場合も
あります。ただ、良好だった関係を壊さないためにも、正しい知識は必須です。

### 対等な関係でいること

　支援者は、頭では「病気」と理解していても、本人の症状に振り回されたり、普
段の本人とは違った様子を見ると、本人に対してネガティブな感情を抱くものです。

　行動を詮索しすぎたり、やることなすことにブレーキをかけるなど、過干渉・過
保護になることもあります。心配も、行き過ぎると本人にとって大きなストレスと
なり、人間関係も悪化させかねません。関係が悪化すると、本人の症状コントロー
ルに関与できなくなり、結果として周囲の人もしんどい思いをすることになります。

　また、「かわいそう」「不憫」などの言葉も控えてほしいです。本人は「病気をも
つ○○さん」であり、「病気の○○さん」ではありません。病気（双極症）は本人
の一側面でしかなく、病気を抱えることは不自由・不便なことはあっても、必ずし

も不幸なことではありません。お互いに尊重し合い、協力し合う関係でいるよう気
をつけましょう。病気が安定しているときは「うれしいことだね」「普段から生活
リズムに気をつけているからね」などと一緒に喜び、本人の努力を支持してあげて
ください。

### 支援者も自分の人生を大事にすること

　本人の病状が不安定になると、支援者も心身ともに余裕のない日々になりがちで
す。献身的になりすぎて支援者が体調を崩すこともありますが、心身ともに健康で
あってこそよい支援ができることを忘れないでください。本人のためを思えばこそ、
支援者は自身の健康を気づかい、趣味や人づきあいをできるだけ続けること、1日
のうちで楽しみの時間やホッとする時間をもつことが大事です。

　「本人への対応で精一杯でそんな時間はない」と嘆く方もおられるでしょう。本
人だけでなく、支援者を支えるためのさまざまなサービスがあるのをご存知でしょ
うか。訪問看護やヘルパー、デイケア・地域活動支援センターなどの通所施設を活
用し、自分だけの時間を確保しましょう。

　本人は、支援者が身を削ってまで尽くすことは望んでいません。どちらかといえ
ば、それは本人の心の負担・罪悪感につながるようです。本人の病気を主軸にした
人生でなく、援助はしつつも支援者自身の人生を謳歌してほしいと思います。

### 支援者に具体的にお願いしたい3つのこと

　続いて、具体的にお願いしたいことです。

#### 症状・気分の把握の徹底

　気分の変動をつかむことは病状をコントロールする肝です。

　同居されているなら、本人の気分のレベルを確認することが日課になるといいで
すね。

　「今日は『＋2』くらいかな？」「私もそう思う」「少し上がってきてるみたい」「『＋
3』くらいだから受診を前倒ししようか」

　などと認識を共有し、行動に反映しましょう。

#### 服薬管理の徹底

　気分安定をはかるうえで、薬物治療は大きなウエイトを占めます。

　とくに服薬が習慣化するまでは、飲み忘れたり、「たまに飲まなくても大丈夫だ
ろう」とルーズになることがあります。

　心配のあまり「今日はまだ飲んでないんじゃないの」「飲まなかったらどうなっ
ても知らないよ」などときつい言い方になってしまうことはよくあることです。指

示的な言い方は避け、「私はあなたに安定してほしい」「お薬をきちんと飲んでくれたら私はうれしいな」などと、自分を主語にした「アイ（I）メッセージ」ですすめましょう。

### 定期的な通院

定期的な通院も大切です。うっかり忘れることのないよう、カレンダーに書きこんだり、スマホのリマインダー機能を利用しましょう。

本人が診察の同席を望んだら、できるだけ付き添ってあげてください。落ち着いているときに本人と話し合って治療のルールを作っておきましょう。気分エピソードの兆候が出てきて通院を渋ることがあれば、そのルールを一緒に確認しましょう。

毎回はうまくいかないかもしれませんが、「お互いのために、定期的な通院を約束していたね。私も相談したいから一緒に病院に行こう」と穏やかに受診を促してください。

### まとめ

家族を含め、本人に近しい人は、病気にかかったことに少なからず動揺するものです。それを乗り越え、本人を支援することは、誰にでもできることではありません。患者さんに寄り添っているご自身を、認め、いたわり、癒してあげてほしいと思います。

**ポイント**

★ 対等な関係でいることを意識することは、病気の有無にかかわらず、よい効果を生む。

★ 患者さんを支える側の人にも、それぞれの人生がある。自分の時間も大事にしよう。

★ 日々の助言や見守りが、患者さんの安定につながり、ひいては支援者の安定につながる。

# 52

# 精神科医でもうつ病と誤診 することがある?

Q　うつ病の診断で3年間、抗うつ薬を服用していました。調子はまあまあ よかったのですが、主治医から「よくなっていたわけではなく、抗うつ薬に よる軽躁状態だったようです」と言われました。合ってない薬を3年も飲ん でいたことに少々怒りもおぼえます。3年間も気がつかないものでしょう か?

　こういった経験をされた方はかなりの数にのぼると思われます。とくに、「軽躁 状態」に留まるⅡ型はその傾向が強いでしょう。2016年の調査では、初診から 双極症との診断に至るまで、平均して4年かかると報告されています。

　「うつ病」「気分変調症」などと診断され、抑うつ症状をターゲットにした治療を 受けていた方が多いでしょう。双極症は併存症も多いので、併存疾患の症状が目立 つ場合はそちらの疾患を主として治療されていたケースもあると思われます。

### 実は、以前より精神科医は「気づく」ようになってきている

　もっと早くに、理想を言えば「初診の段階」で双極症と診断されれば、初期から 適切な治療を受けられ、病気の認識も違うでしょう。「4年」は長く感じられると 思いますが、以前は正確な診断に至るまで「10年以上」かかることもよくありま した。

　双極症についての研究が進み、精神科医の知識も増え、抑うつ状態の患者さんを 見たら双極症を疑うことも最近では一般的になってきています(ほかの併存疾患も 同様です)。

　光トポグラフィー検査のように、客観的に双極症を示唆する検査が登場したこと も影響しているかもしれません(現時点では光トポグラフィー検査の精度について は懐疑的な医師が多いのが実情です。また、この検査結果で確定診断されるわけで はなく診断の参考とする検査です)。

　「双極症を見逃すまい!」と意識する精神科医が増えたことで、双極症の過剰診 断が問題になっているほどです。

　早期に正確な診断をつけることと相反するようですが、誤診や過剰診断のおそれがあるため精神科医は診断には慎重です。一度でも「躁病エピソード」があれば、その患者さんは「双極症Ⅰ型」と診断できますが、初回の「抑うつ状態」で受診され、抑うつ症状以外に特徴的な症状がなければ、多数の疾患を念頭に様子を見ていくことになります。「現時点ではうつ病が考えられますが、経過によっては診断が変わることがあります」などと説明されることが多いでしょう。

　できるだけ早く正確な診断をするためには、以下のことが必要です。

　知識のアップデートを定期的に行い、診察のなかで疑わしい徴候がないか、つぶさに見ていくことが必要です。

　なお現時点で抑うつ症状が主であっても、以下の条件にあてはまる場合は双極症の可能性が高いです。

- ・25歳以下の発症
- ・幻覚妄想などの精神病症状がある
- ・家族に双極症の人がいる
- ・抑うつエピソードを繰り返している
- ・抑うつ症状が過眠、過食など非定型的である

　よって、抗うつ薬を出す際には、「気分が高揚し、よくしゃべり、動き回り、人との交流が増え、短時間の睡眠でも元気な状態になれば、うつ病ではなく双極症かもしれないこと、その際はすぐに受診すること」を説明しておく必要があります。

　受診につながる抑うつエピソードの前から軽躁病エピソードを繰り返していても、本人は、それを「通常の元気な自分」と思っていることはよくあります。
　そのため、軽躁時に典型的な症状を頭の片隅においておき、軽躁症状に気づいたらすぐに主治医に報告しましょう。

上記のように、本人は気づけないことも多いので、周囲の人が知識をもち、本人の様子を見守ることも大事です。1人で受診できる人は家族の付き添いがないことも多いですが、書面で情報提供して家族に渡してもらう、受診の同席をお願いするなど、いろんな方法で伝えていくことが必要です。

医師や心理士などの専門職、または当事者、当事者の家族などが、講演、書籍、SNS、ブログなどで双極症について発信することも、早期の正確な診断に一役買います。診察室に来た人だけでなく、周囲の人や双極症に関わりのない人にも知っておいてもらうことで、患者さんや家族から積極的に双極症を疑ってもらえる環境ができることを期待します。当事者の情報発信も大きな影響力があり、Twitterで当事者の体験ツイートから自身の双極症を疑った方も見かけました。

「不適切な治療をされていたことに怒りをおぼえる」という気持ちはよくわかります。双極症と診断されてまだ日が浅く、病気の受容も進んでいないでしょう。人は「こうであったら」と、過去にとらわれるものです。しかし、過ぎた時は戻りません。私たちはいつでも「いま」にしか働きかけることはできません。主治医にその気持ちを打ち明ける、家族に苦しさを理解してもらうなどして、少しずつ葛藤を消化し、次のステップに進んでほしいと願います。

ポイント

★現在では正確な診断に至る期間は短くなっているが、早さだけでなく、慎重さも大切。
★患者さんが双極症の知識をもち、日々セルフチェックを行うことも正確な診断に役立つ。
★さまざまな立ち位置からの「双極症」の啓発活動により、正確な診断の素地を育てていこう。

# 53

# 医師には具体的な指示をして ほしい！

Q 主治医には「外出を控えめにするように」と言われますが、週に何回の外出までなら大丈夫でしょうか？　仕事はしていませんが、週に３〜４回は外出しています。主治医には『常識の範囲で』と言われましたが、具体性に欠けわかりにくく、悩んでます。

　双極症の人にとって、生活リズムの安定やストレス管理は大切なことです。主治医はそのために必要なアドバイスをしますが、「常識的な範囲内で○○するように」「適度な運動を心がけて」「十分に睡眠時間・休息時間をとって」などの抽象的な表現は、人によっては難しく感じるでしょう。

　とくに双極症は自閉スペクトラム症（ＡＳＤ）の併存も多く、あいまいな表現の理解が困難な人が一定数います。定型発達者であっても、抽象的なアドバイスより、具体的に「睡眠は最低７時間とりましょう」「運動は有酸素運動を30分、週３回しましょう」「１時間仕事や作業をしたら10分休みましょう」のように誰が聞いても同じように受け取られるアドバイスのほうが実践しやすいです。

## 個別の具体的なアドバイスをするには

　主治医のアドバイスがあいまいな表現になってしまうのにも理由はあります。

　はっきりと「時間」や「頻度」を示せることはそう伝えますが、それが難しいことが多いからです。同じ「双極症」という病名であっても、症状やその背景は人それぞれですから、まずは一般的な話、抽象的なアドバイスになる可能性が高いのです。すべての人に有効であると思われる生活の記録や気分レベルの判断などは具体的な方法を説明できますが、あなたに適した活動の強度や回数、時間数などは、情報が十分にない序盤の治療では具体的に示すことは難しいのです。

　逆を言えば、時間が経過し、「毎日、１時間のランニングをしていたら気分症状の予兆が出てきた」「睡眠時間が５時間を切ったら気分エピソードの再発に至った」「３時間ぶっ続けで集中して作業していたら気分症状の予兆が出た」などの情報が得られると、主治医もあなたの生活面について具体的なアドバイスをし、ルールづくりをすることができます。

## トライ＆エラーで最適化していこう

精神疾患を抱える人にとっては、毎日が「実験」です。

- 私にとってベスト（ベター）な睡眠時間や起床時刻は？
- 私にとってベスト（ベター）な外出の頻度や移動距離は？
- 私にとってベスト（ベター）な人と会う頻度や時間数は？
- 私にとってベスト（ベター）な仕事時間や休息タイミングは？
- 私にとってベスト（ベター）なスマホの使用時間・ＴＶの視聴時間は？
- 私にとってベスト（ベター）な１日のリラックス時間・読書時間は？
- 私にとってベスト（ベター）な食事時刻・入浴時刻は？

以上のように、まずは「○○がベスト（ベター）では？」と仮説を立てて、その生活を続けてみることです。質問者さんの例で言うと「外出は週に４回までがベストでは？」「外出は１回につき３時間までがベストでは？」などと仮説を立てます。

## 過去のエピソードを振り返り、具体的な数字を検討しよう

以下のように過去を振り返れば、とりあえずの具体的な数字も思い浮かぶでしょう。

- 普段は週に４回くらいの外出で時間も３時間までにとどまっていたのに、軽躁状態になる前は毎日１回は外出していたし、朝から晩まで出ていることも増えていた。
- 普段は特別なイベントは多くても月２回だったのに、軽躁状態になる前は週に１回以上は特別なイベントを入れていた。
- 普段は週に４回は散歩に出ていたのに、抑うつ状態になる前は朝の散歩の回数が週に２回以下だった。
- 普段は７時間は寝ていたのに、抑うつ状態になる前は睡眠時間が６時間を切っていた。

抽象的な表現が苦手な人、仮説を立てること自体難しく感じる人は、主治医にとりあえずの数字を設定してもらいましょう。その際、生活の記録（ソーシャルリズムメトリック：ＳＲＭ）は有用です。

## 気分症状のサインに注意し、検討していこう

医師はあなたの仮説が正しいのかを、経過を見ながら検証していきます。

抑うつ状態のサイン：ネガティブな反芻思考の出現、早朝覚醒、食欲低下、おっ
　　　　　　　　くう感、日中のだるさなど
軽躁状態のサイン：イライラ、気分の高揚、注意散漫、非常に集中できる、しゃ
　　　　　　　　べり続けるなど

　気分が安定していたら、その仮説は少なくともあなたにとってベターだと判断で
きます。日記やメモアプリに記して、主治医はもちろん、家族や支援者とも共有し
ましょう。

　他者に伝えて共有することのメリットは、「自身の方針を明確にできること」「そ
の方針に従ってコントロールしていく決心を強めること」「他者がその方針に沿っ
て助言をくれるなど、応援してくれること」などです。

## 気分症状のサインが出たら、仮説を修正して実験しよう

　なんらかの気分症状のサインが出たときは、仮説の修正が必要です。条件を変え
てみて、また実験しましょう。この際、仮説で考えていること以外の要素が気分症
状の出現につながっている可能性がありますから、「この点以外に日常で気をつけ
るポイントがあるかどうか」についても考えてみてください。

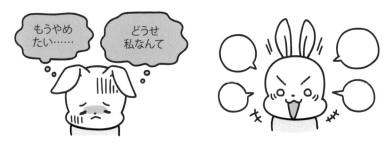

## まとめ

　主治医から具体的なアドバイスがあるに越したことはありませんが、アドバイス
が得られたときにあなたがどう行動するかが分岐点になるでしょう。大事なのは、
トライ＆エラーを繰り返し、エラーを「失敗」と見なさず、「糧」として次に活か
すことです。あなただけの具体的な行動指針は「あなたの中」にあります。少し時
間はかかっても、具体的な行動指針を掘り出して、自分のものにしていってほしい
と思います。

# ポイント

★ 治療の序盤では具体的な数字をあげるのは難しい。まずは「とりあえずの設定」をしよう。

★ 過去の気分エピソードの出現状況を振り返り、生活習慣の参考になる数字を抽出しよう。

★ 「自分だけの行動指針」はトライ＆エラーを繰り返し、具体的・実践的にしていこう。

# 54

# 処方薬の種類が多くて
# 飲み続けるのが不安

Q 治療にお薬が大事なのはわかっていますが、種類が多く、このまま飲み続けていいのか不安になります。「気分安定薬1種類、抗精神病薬1種類、睡眠薬2種類、抗不安薬1種類」です。何種類以上だと多いのでしょうか？

## 双極症の治療で使われる主な薬

まずは、双極症で使用される薬を種類ごとに確認してみましょう。表に、双極症の治療で使われる主な薬をまとめました。

表　双極症の治療で使われる主な薬

| ①気分安定薬 |
|---|
| 炭酸リチウム（リーマス）、バルプロ酸（デパケン、セレニカ）、カルバマゼピン（テグレトール）、ラモトリギン（ラミクタール）など |
| ②抗精神病薬 |
| オランザピン（ジプレキサ）、アリピプラゾール（エビリファイ）、クエチアピン（ビプレッソ）、ルラシドン（ラツーダ）アセナピン（シクレスト）、リスペリドン（リスパダール）など |
| ③抗うつ薬 |
| エスシタロプラム（レクサプロ）、ベンラファキシン（イフェクサー）、ミルタザピン（リフレックス）、セルトラリン（ジェイゾロフト）など |
| ④睡眠薬 |
| レンボレキサント（デエビゴ）、スボレキサント（ベルソムラ）、ラメルテオン（ロゼレム）、ゾルピデム（マイスリー）、エスゾピクロン（ルネスタ）、レンドルミン（ブロチゾラム）、フルニトラゼパム（サイレース）など |
| ⑤抗不安薬 |
| エチゾラム（デパス）、アルプラゾラム（ソラナックス）、ロラゼパム（ワイパックス）、ロフラゼプ酸エチル（メイラックス）、タンドスピロン（セディール）など |

＊一般名（商品名）で表記。

①の気分安定薬、②の抗精神病薬のいずれかの薬、またはどちらも1種類ずつ使われているのは、とくに珍しくない処方です。とくに躁状態では、早急に症状を軽減するために、①②いずれも十分量を使用します。薬物治療の理想は、①か②のうち1種類のみを内服することで長期的に病状が安定することです。例えば、「リチ

ウム〇mgを寝る前に1回」のようなシンプルな処方です。

③の抗うつ薬については、患者さんによっては使用しますが、躁転や気分の不安定化、ラピッドサイクル化のリスクがあるため、慎重に使う必要があります。三環系抗うつ薬と呼ばれる抗うつ薬はそのリスクが高いため、基本的には使いません（表にあげた抗うつ薬には三環系抗うつ薬は入っていません）。

④の睡眠薬は、必須の薬ではありませんが、気分エピソード時に、寝つけない、早朝に覚醒してしまう、短時間睡眠で十分な睡眠が確保できない場合に処方されます。寛解を得られた維持期においても睡眠時間の確保は重要ですから、抑うつ状態、躁状態、維持期を通じて睡眠薬を処方されている人も一定数います。

ベンゾジアゼピン系の睡眠薬は耐性や依存の問題がありますから、できればレンボレキサント、スボレキサント、ラメルテオンなどの非ベンゾ系の睡眠薬でコントロールできること、さらには頓服薬のみの処方が理想ではあります。

⑤の抗不安薬は、日中の不安やイライラ、焦燥感に対して定期処方されるか、「不安時」などの頓服薬として使われます。抗不安薬として例を示した薬はタンドスピロン以外はベンゾジアゼピン系の薬ですから、睡眠薬と同様に、使うとしても必要最小限の量で、また一時的な使用に留めることが大事です。やむをえず「朝夕食後」などの定期内服になっている場合は、状態が改善すれば徐々に減らし、必要時の頓服薬のみにしていきます。

## 何種類以上だと多いのか？

「何種類以上だと多いのか」という問いに明確な答えを示すことは難しいです。気分症状の悪化時には、症状を早急に落ちつけることを優先し同じ系統の薬が2種類使われることもあります。

寛解期（維持期）で考えてみると、①～⑤の薬が各1種類なら特別に多いとは言えませんが、①と②の薬のみでコントロールできないかどうかを検討する必要はあります。同じ系統の薬が2種類以上となっている場合、再発を繰り返す困難ケースであることが考えられます。このようなケースでは薬物調整は難しいですが、それでも定期的に整理できる薬はないか考える必要があります。

ほとんどの薬において、1種類を使用しての効果や副作用については研究による知見が得られていますが、同系統の薬を2種類使うことによる効果や副作用についての研究は乏しいのが現状です。

一般的には「効果は2倍とはならないこと」「副作用が出現しやすくなること」「効果があったとき、どの薬が効いたか特定が難しいこと」「副作用が出た場合、どの薬の影響かを特定するのが難しいこと」などから、長期にわたって同種類の薬を2剤以上使うことは避けたいところです。

　以前から精神科の薬物治療では、多剤処方が問題でした。そのような状況を改善するために、現在は、「3種類以上の抗不安薬、3種類以上の睡眠薬、3種類以上の抗うつ薬、3種類以上の抗精神病薬」または「4種類以上の抗不安薬および睡眠薬」の処方を行った場合は、診療報酬から処方料と処方箋料が減算される仕組みになっています。また、1つの医療機関で一定割合以上の患者が多剤処方になると、通院精神療法も減算となります。

## まとめ

　多くの精神科医は、処方薬をシンプルに、かつ、量も最小限となるように心がけています。ただ、見かけ上は理想にかなった処方内容でも、容易に再発してしまうのでは本末転倒です。そのようなケースの場合は、できるだけシンプルな処方をめざしつつも、薬の種類や量と再発のリスクと天秤にかけて、必要であればいずれかの系統の薬が2剤になることは許容しなければならないかもしれません（そのケースでも常に薬剤整理を検討することが必要です）。

　患者さんが「処方されている薬が多くないか？」と不安や疑問を感じることはよくあることです。その際、主治医から「これはこういった理由で必要」「一時的にこの系統は2種類使う」などの説明があると安心できます。医師が患者さんの不安や疑問に気づけていないかもしれません。気になることがあれば積極的に聞いていただけると幸いです。

### ポイント

- 自身の処方薬を把握しよう。気になる点はそのままにせず、医師や薬剤師に聞いてみよう。
- 薬の種類や数だけで、「その人にとって」薬が多いか少ないかを判断することは難しい。
- 薬が少ないのが理想だが、それ以上に状態の安定が優先されることを忘れずにいよう。

# 社会との接点がないのは問題？無理して出かけるべき？

**Q** 社会との接点がありません。外に出て行く気力もないし、人と接するのもおっくうです。無理してでも外に出かけるべきですか？

　抑うつエピソード中は、外出や対人交流に対する意欲や体力が低下し、家にこもりがちです。まず、「無理してでも」という点は「NO」と強調しておきます。ただ、「無理」のレベルによっては、その限りではありません。

## 双極症は、意外に抑うつ状態の時期が多い

　双極症が「軽躁・躁状態の時期は短く、抑うつ状態で過ごす時期が多い」病気であることはあまり知られていません。「すごく元気なときもあるんでしょう？　それならプラマイゼロじゃないの？」などと、半々のように想像する人もいるかもしれません。実際には、Ⅰ型より抑うつ状態の期間の割合の多いⅡ型では、抑うつ状態で過ごす時間が病気にかかってからの期間の半分以上を占めます。

　また、寛解期と呼ばれる気分症状を認めない時期でも、診断基準を満たさないレベルの抑うつ症状が持続していることがあり、日常生活への影響は少なからずあるでしょう。

## 社会復帰したいなら

　現在、抑うつエピソード中である場合、いずれ社会復帰して、病前の日常生活に近い状態を取り戻したいなら、ずっと家の中で過ごすことや、誰とも接しないで過ごすことは NG です。「外出」や「対人交流」を段階に分け、以下を参考に、いまの自身に取り組める活動から始めましょう。

- 知人に近況報告のメールやＬＩＮＥをする
- Twitter などのＳＮＳで誰かとやりとりする
- 知人に近況報告の電話をする
- 知人に自宅に来てもらって１時間ほど一緒に過ごす
- 月１回、外で誰かとランチをする
- 週１回、図書館で１時間ほど過ごす

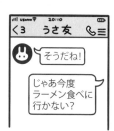

　チョイスした活動に慣れてきて、症状の悪化もなければ、ステップアップした次の活動に移りましょう。よく、「症状が改善⇒活動できるようになる」と考えている人がいますが、「できる活動をする⇒症状が改善」という側面もあります。両者が絡み合って回復していきますので、無理のない範囲で「活動する」ことを意識してみてください。

　もし、現在、身の回りのこともできないような状態（寝たきりレベル）なら、社会との接点を持つことはもっと先の目標になります。まずは、上記のようなスモールステップにトライできるレベルまで回復することを目指しましょう。

### 寛解期だけど、抑うつ症状が少し残っている場合

　この場合は、何もしないままでいるよりは、動いたほうがよいでしょう。お薬以外の治療としては、「対人関係・社会リズム療法」が有効です。この治療は「対人関係の過剰なストレスを避ける」「過剰な社会的な活動により生活リズムが乱れないようにする」というものですが、逆にいうと、「適切な対人関係をもつこと」「ほどよい活動をして生活リズムを安定させること」です。

　自宅にこもって誰とも会わない生活は、このどちらも損ねていることに気づきます。また、「孤独感」はメンタルヘルスの大敵です。ネット上の匿名の関係でも孤独感は和らぎますが、リアルでの関係も大事にしてください。

### 自閉スペクトラム症（ＡＳＤ）などが背景にある場合

　もともとの発達特性として、対人交流で大きなストレスを感じたり、困難を感じる人、もしくは対人交流より１人で興味のあることに没頭して過ごすことに価値をおく人もいるでしょう。

　その場合、対人交流に重きは置かないとしても、外出して日光を浴びたり、自然に触れたりすることはメンタルヘルスにとても大事ですから、いまの状態でできるレベルから少しずつ外出していきましょう。職場やデイケア、趣味の集まりなど、いずれ集団のなかに身を置きたい場合は、定型発達者よりはストレスを感じやすいことを念頭に、より段階を刻んだスモールステップで取り組んでください。

「無理にでも～しないといけない？」と考える背景

　前提として、本人がそうすべきかどうか悩んでいる事柄について、明らかに無理なことであれば、医師はハッキリ「ＮＯ」と言います。

　ここからは少し厳しい言い方になりますが、「無理にでも～しないといけませんか？」という質問からは「いまはしなくていいですよ」という返答を望んでいるような印象を受けます。「無理にでも」と問われたら「無理してまではしなくていいですよ」と言うほかないからです。

　また、そう質問されるということは、本人も「そろそろ動き出すべきタイミングではないか」と考えているのだと思います。たしかに、本人はもちろん家族や主治医が客観的に見ても、ステップアップのタイミングかどうかの判断は難しいことがあります。試してみて、「時期尚早だったという結果」⇒「少し前の段階に戻る」というケースもあります。しかし、それは試してみてこそわかることです。

　繰り返しますが、誰から見ても「無理」なことは勧めません。ただ、回復に必要な、少しの「がんばり」のことを聞いているのなら、医師はその背中を押すでしょう。その「がんばり」があなたの状態にどう影響するかを医師は注意深く見ていきますので、背中を押されたときは、想像している活動の１％でいいので行動してみてほしいです。

ポイント

☆ 寛解期なのに外に出ていく意欲がわかないのは、軽度の気分症状のせいかもしれない。

☆ 人と接することで回復が促される。無理せず、いまの状態でできる対人接触から始めよう。

☆ 「無理にでも～すべきか」という言葉の裏にある自分の気持ちを見つめ直してみよう。

# 56

# 人間関係を失った軽躁病
# エピソードの再発が怖い！

Q　軽躁状態でイライラして友人や家族とけんかをしたり、お店でクレームをつけたりして、友人・知人を失いました。また軽躁状態になったらと不安です。いまも、たまにイラッとしてしまうことがあります。過剰な不安かもしれませんが、人が離れていくのが怖くて、人とできるだけかかわらないようにしています。

## 軽躁状態のサインを完全に排除するのはあきらめる

　「たまにイラっとすること」は病気のない人にもある正常な範囲の反応です。また、ポジティブな感情である「楽しい」「ワクワク」「心地よい」なども、極端になれば軽躁・躁の症状の１つとなりますから、軽いレベルでの「イライラ」まで排除するということは、ポジティブな感情まで排除することと同義です。

## 人間関係は紆余曲折があるもの

　健康な人同士であっても、いろいろなことが起こるものです。長くつきあっていれば、家族でも友人でも、ずっと平穏ではいられず、いざこざや気持ちの行き違いが起こるのが普通です。でも、少し時間が経って冷静になって話し合えば、また元の関係に戻れたり、むしろ関係が深まったりするものです。
　「自分を誤解されること」「相手の機嫌を損ねること」「相手に迷惑をかけること」「相手に不快な思いをさせること」
　このようなことを絶対に起こらないようにするとしたら、自分の意見は抑えて相手に迎合するしかありません。しかし、そのような関係を望む人はいないでしょう。
　病気があっても同じことです。ずっとつきあっていきたい相手であれば、自身の病気について伝えましょう。「むやみにイライラするとか、クレーマーっぽくなったら、それは症状だから、私が気づいていなかったら教えてね」などと、協力を仰ぎましょう。また、「軽躁のサインが出ているときは会うのを控える」というルールをつくるだけでも、質問者さんの不安は和らぐでしょう。

## 双極症の人に必要なのは「適度な不安」

　人間関係だけでなく、社会的地位、経済面などへのダメージを避けるためには、長期的な日々の心がけが必要です。しかし、それは、「やりたいことも、自分を表

現することも、すべて押し殺すべし」という意味ではありません。注意点には気をつけながらも、趣味に打ち込んだり、仕事で達成感を得たり、人とかかわってそのつながりに温かい感情を得てほしいです。

　定期的に通院し、薬物治療も日々の心がけもしっかりされている方は、「過剰な不安」は手放しましょう。必要なのは「適度な不安」です。ネガティブな感情は大きくなりすぎると、手かせ足かせとなりますが、上手に使えば双極症のコントロールに役立ちます。

　「また軽躁状態になるのでは？」という「適度な不安」には「慎重に判断や行動ができる」「日々の心がけをしっかり意識できる」「家族や支援者に協力を仰ぐことができる」「主治医と再発予防について具体的に話し合える」など、利点がたくさんあります。

## ◉自転車の乗り方を覚えるのと同じ

　質問者さんは直近の軽躁病エピソードでのエラーを過大にとらえています。「エラー」と書きましたが、軽躁状態で人が離れてしまったことは「失敗」や「挫折」ではありません。子どもが自転車に乗る練習をしている様子をイメージしてみましょう。多くの子どもが、最初はよろめいて転びます。痛みを感じますし、膝から血がにじむこともあるでしょう。

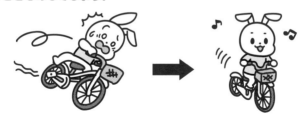

　そこで、「次もまた転ぶかもしれない」「痛いのは嫌だから二度とチャレンジしない」「絶対ケガをしない方法を知るまでは乗らない」などと言って練習を再開しなければ、一生自転車に乗ることはできませんよね。ヘルメットやサポーターを着用することで大きなケガは防げますし、大人やきょうだいに見守ってもらうことで、適切な助言ももらえます。そして、何度もトライしては転ぶことを繰り返しながら、転んだとしても上手に転べるようになり、ケガをしなくなり、少しずつ走行距離が伸び、最終的には何も意識せずとも自転車であちこち走れるようになります。

　双極症の人の生活も同じです。ヘルメットを着用し（薬物治療を継続し）、サポーターを着用し（生活リズムを整え、ストレス解消法を身につけ）、大人やきょうだい（家族や主治医）に見守ってもらい助言をもらいます。軽躁のサインが出現しても、そのサインに気づけなかったり、イマイチうまく対処できないことを繰り返すうちに、軽躁のサインに上手に対処できるようになり、大きなトラブルに発展しなくな

りWS。気分の安定した期間が延び、最終的にはあまり意識せずに、ひょうひょう
と、淡々と、日々の生活も軽躁のサインへの対処もできるようになっていきます。

## まとめ

　人とかかわらないようにして、トラブルを徹底的に避けることも1つの考え方
でしょう。でも私は、誰ともかかわらず、軽躁が起こらないことだけを人生の第一
目標にして生きるのは寂しいと感じます。あくまでも双極症をもった「あなた」で
あり、「あなた＝双極症」ではありません。人生を楽しむことを忘れないでください。
　病気のコントロールがテーマの人生にするのではなく、「人生を楽しむために」
病気のコントロールをしていきましょう。

### ポイント

★ 極端な考えに陥らない。人として自然な感情の揺らぎや人間関係の摩擦は
　許容しよう。
★ 双極症の人に必要なのは「適度な不安」。「過度な不安」は人生の豊かさを
　損なう。
★ エラーを糧とし、トライ＆エラーで上手に気分の波を乗りこなせるように
　なろう。

# 家族に双極症を理解して
# もらう伝え方のコツは？

**Q** 同居する家族に双極症について伝えるコツはありますか？　元気に見える
躁状態のときはとくに、自分でコントロールできないということを家族に理
解してもらえません。

　同居の家族がいる場合は、少なくとも1人、理想を言えばすべての家族に、病
気についての知識と、正しい認識を持ってもらいたいものです。それが本人の予後
に大きな影響を与えることは、言うまでもありません。

### それぞれの気分エピソードを家族はどうとらえるか？

　抑うつエピソードでは、気分が落ち込み、意欲を失い、寝てばかりになり、見る
からに「病人」になります。そのため、「双極症」の理解は困難でも、少なくとも「し
んどそう」とは感じてもらえるでしょう。
　軽躁病エピソードでは、本人も「ただ元気で爽快」と認識していることが多く、
家族も、「いつもより元気だな」くらいに考えていることがしばしばあります。
　躁病エピソードでは、本人には病気の認識はないことが多い一方で、家族からす
ると「いつもの本人とは別人」「浪費がひどい」「しゃべりすぎている」「イライラ
していて怖い」などと感じられ、双極症の理解はなくても「病的」だと感じられる
でしょう。

### 正しく病気を理解してもらうには？

　家族に双極症について正しく知ってもらうために、次の2点から始めましょう。

### ①主治医から伝える

　家族に診察に付き添ってもらい、主治医から直接、病気について話してもらいま
しょう。本人から家族に伝えるのとは違ったアプローチとなり、「医師がそう言う
くらい、大変な病気なんだな」と納得してもらえるケースが多いです。

### ③本を読んでもらう

　家族向け、初心者向けの読みやすい本を渡して読んでもらいましょう。情報がまとまっていますし、家族のペースで読み進めてもらえます。医療機関に置いてある小冊子もコンパクトで読みやすいです。

### ④自身の伝え方を振り返ってみる

　ただ、①②はすでに行ったうえで、なお困られている方もいるでしょう。

　「家族がわかってくれない」という訴えには、「家族に非がある」というニュアンスを感じることがあります。そのようなときは、「理解してもらえない」原因の「一端は自分にある」と思うことが突破口になります。

　コミュニケーションがうまくいかない場合、一方だけに問題があることは少ないものです。「双極症の理解」という重大案件については、なおさら受け手側への配慮が必要です。

### ⑤受け手側への配慮

　受け手側（家族）に対してどのような配慮が必要でしょうか？

#### 家族が病気を受け入れるにも段階があるのを知る

　あなたと同様に、家族が病気の受け入れるにも段階があります。家族が少しでも向き合おうとしてくれているなら、急がないことです。

#### 抑うつ状態のつらさを理解し、配慮してくれているなら、ひとまずよしとする

　とくに躁状態のつらさは周囲からはわかりにくいものです。現時点で、少なくとも抑うつ状態のつらさを理解し、配慮してくれているなら、ひとまずよしとします。

#### 家族がどう判断・行動するかは立ち入れない領域と心得る

　「これだけ伝えたからわかってもらえるだろう」「これだけつらいんだから協力してもらえるだろう」というのは、あくまであなたの考えです。家族がどう判断・行動するかは立ち入れない領域です。お仕着せにならないようにしましょう。

### ⑥少しでも理解してもらいやすくする5つのコツ

　家族に理解を促すためのいくつかのコツをお伝えします。

#### 場所と時間を選ぶ

　込み入った話ができる場所と時間を選んで、声をかけましょう。外出前にバタバタ準備をしている最中に「大事な話があるんだけど」と言われても、余裕をもって

応じてもらえません。事前に「大事な話があるから、帰宅後、○時に〇分くらい時間をとってほしい」とお願いし、いいタイミングをねらいましょう。

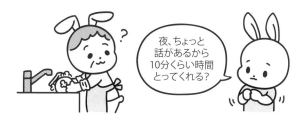

夜、ちょっと話があるから10分くらい時間とってくれる？

### 感情的にならず冷静に話す

「なんでわかってくれないの！」などと感情的にならないことです。「当然理解すべき！」とばかりに怒りや悲しみの感情をぶつけられると、心の中では支えようと思っていても、反発したくなり家族の心は閉ざされてしまいます。

あなたの目的は「家族に双極症のつらさや病気の特徴」について知ってもらい、治療の協力をあおぐことです。感情をぶつけることは得策ではありません。

### 話は短く

あれもこれもと話したくなるものですが、病気の概要と、どんな困難があるかを短く伝えましょう。家族の理解度や反応を見て、情報を付け足すか、またの機会に続きの話をしましょう。

### 何をしてほしいか具体的に伝える

家族は、具体的にどうすればいいかわからないために、あなたが満足する反応を返せないかもしれません。「通院に付き添ってほしい」「薬やお金の管理を手伝ってほしい」「気分が上がっているようだったら指摘してほしい」など、希望することは数をしぼって、具体的に伝えましょう。

### メモを渡す

家族が動揺して、その場では理解が十分できないこともあります。話すことを考えるついでに紙に伝えたいことをまとめておき、最後に家族に渡しましょう。

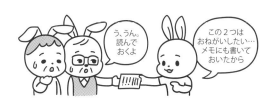

う、うん。読んでおくよ

この2つはおねがいしたい…メモにも書いておいたから

## もともと家族との関係が悪い場合

　家族が病気を理解しない背景に、もともと関係が悪かったということもあります。病気が発覚する以前、家族との関係はどうでしたか？　お互いを尊重し、困ったことがあれば相談し合い、助け合う関係でしたか？

　答えが「NO」という人は、家族に前向きにサポートしてもらえない可能性が高いでしょう。立場を変えて想像してみてください。協力的な関係でなかった家族に病気が発覚したとき、急に心から親身になることができるでしょうか？

　もともとの関係が悪かった原因が家族の責任に負うところが大きいのか、本人の責任もそれなりにあるのかは別として、焦らず少しずつ理解・協力を求めていくしかありません。

## 家族に理解を求めることを保留する

　人間もいろいろ、家族もいろいろですから、あなたが双極症になったことをどうしても受け入れられなかったり、関心がもてなかったり、家族が自身のことで精いっぱいの暮らしであったり、というケースもあるでしょう。

　その場合は、「家族に理解を求めることを横においておく」のも1つです。エネルギーを消耗したり、心を痛めるくらいなら、家族以外に理解者を求めるか、まず自身でできる日々の行動を実践していく道を選んでほしいと思います。

### ポイント

★ 抑うつエピソードに比べて、軽躁病エピソードの困難については理解してもらいにくい。

★ 「わかってもらえない」と嘆くだけでなく、自身ができる工夫がないか考えてみよう。

★ 家族の時間の余裕や疲れの程度などを考慮して、いいタイミングで話し合ってみよう。

# 友人や恋人とのつきあい方、距離感を教えて！

Q 高2で双極症Ⅱ型と診断されました。最近は私から彼に別れを告げたことから、抑うつ状態となりました。彼は「それでも一緒にいたい」と言います。気持ちはうれしい反面、彼にお返しができる自信や余裕がないから放っておいてほしい、でもいなくなるのは怖いと、堂々巡りしています。家には諸問題があり、頼れるのは彼と大学のカウンセラーのみです。他者との距離のとり方や頼り方を教えてください。

## 大きな決断は保留・延期する

双極症では、そのときの状態によって対人関係も揺らぎます。

抑うつエピソード中は、先行きに対して悲観的になる、自己肯定感が低下する、投げやりな気持ちになる、しんどすぎて人とのかかわりがもてなくなるなどの症状があります。

軽躁病・躁病エピソード中は、気分が高揚し、誇大的になる、対人関係が拡大する、対人接触の時間が増大する、抑制が困難となり過度に相手に接近する、などの症状があります。

「相手に申し訳ない」「つきあっていく気力がない」と感じて「相手のために別れたほうがよい」などと思いつめがちですが、「大きな決断は保留・延期する」のが正解です。抑うつ状態でも躁状態でも、現実検討能力や判断力は低下しています。

## 双極症について説明する

まずは、相手に双極症について理解してもらうことが第一です。

そのうえで、「こんな症状が見られるときは抑うつ状態のときだから、こんなふうに接してほしい」「私はこんな対応しかできないけれど、病気のせいだからわかってほしい」などと伝えましょう。

病状が落ちついているときに以下のようなルールをつくることをおすすめします。

＊重症の抑うつ状態での対人ルール
・気分も意欲も落ちていて何も楽しむ余裕がないため、ひきこもりがちなのを許容してもらう。
・人と接するのが疲れるので、しばらく会わずにメッセージのやりとりだけにする。
・会う場合は外ではなく自宅に来てもらう。
・しゃべれないし、何もできないけれど、可能であればそばにいてもらう。
・本意でないことを言ってしまう可能性があることを共有する。
・重大な決断は状態がよくなるまで先延ばしにするよう声かけしてもらう。
・楽しみまで消失するのが症状であり、相手に問題があって楽しめないわけではないことを共有する。
・約束事がすべてキャンセルになる可能性があることを共有する。

＊軽症の抑うつ状態での対人ルール
・お出かけは半日まで、〇駅先までの範囲までなど、無理のない範囲にする。
・睡眠を優先し、メッセージなどのやり取りも〇時までとする。
・表情が暗かったり、相手が期待する反応ができないことがあるが、相手のせいでないことを共有する。
・相手がよかれと思って計画してくれたプランがしんどいときは、回復を優先して、正直に今はまだ難しいことを伝える。
・抑うつ症状のために相手への想いが薄れたように感じられるかもしれないが、あくまで症状がそう見せていることを共有する。
・本人に気を使いすぎず、友人・恋人は自身の時間や楽しみも大事にしてもらう。


＊軽躁・躁状態での対人ルール
・刺激がさらなる刺激を呼ぶので、遊ぶ時間を〇時間までと決め、できるだけ静穏な活動を選ぶ。
・一緒に過ごすときは、相手にも飲酒やカフェイン摂取を可能な範囲で控えてもらう。

・夜の遊び、お出かけは、いったん中止とする。本人が制止できなければ、夜は眠るよう、促してもらう。

・本来の本人ならしないような言動をしてしまうのは症状によるものだということを共有する。

・軽躁や躁の勢いでその関係における重大な決断、約束をすることはNG。相手も真に受けないことを共有する。

・症状のせいでお互いに嫌な思いをしないように、本人の気分が上がっていても相手はそれに反応せず、冷静に話をしてもらう。

上に書いたルールは説明込みなので冗長ですが、端的な内容、数をしぼったルールにするとお互いに守りやすいです。

このルールでは、相手にとって負担が大きいと感じるかもしれません。友人・恋人からも「そこまでは対応できない」と言われるかもしれません。その場合、気分が安定がするまで距離をおくのも1つです。

縁のある人なら、時間をおいてまた向き合える日が来るはずです。

### 何か特別なことができなければ、人間関係をもってはいけないのか？

ネガティブな思考に陥ると、「相手のために何もできない自分」がクローズアップされ、「相手に助けてもらってばかり」と考えがちです。

でも、相手にメリットがないと、つきあいはできないものでしょうか？

友人関係でも恋愛でも、その人の魅力や気の合うところがあって関係はスタートします。病気をもつようになっても、その魅力や感性の合うところは変わりません。

「相手のためを思って身を引く行為」は、相手からすると、「病気を理由に遠ざけられている」と認識されるのではないでしょうか？

本当に相手のことを思うなら、落ち着いたときに気分エピソードごとのおつきあいルールを決めておき、「いまはまだ病気をうまくコントロールできないけど、安定をめざして一緒にいろんなことを楽しめるようにしたい。よかったら少し協力してね」と話してみてください。

何か特別なことをしなくとも、そばにいて時間を過ごすだけで十分ではないかとも思います。

また、双極症の人には病気とうまくつきあっていくための「伴走者」が必要です。ご家族に頼れないとのことですから、そういった関係に「伴走者」を求めることも決して悪いことではないと思います。

### まとめ

上記のルールなどを参考にして、友人や恋人とのおつきあいルールをつくってく

ださい。

　どなたも、双極症があってもなくても関係なく、「あなたと一緒にいたら楽しい」「自分が望んであなたと一緒にいたい」と言ってくれる友人やパートナーを見つけられることを願っています。

　★ 気分レベルによって、つきあいのルールを決めておくことで、対人関係を良好に保とう。

　★ 「相手に何も与えられない」と悩んだら、逆の立場になってどう感じるか考えてみよう。

　★ 双極症を抱えながら生きるうえで、「よき伴走者」がいると、心強い。

# 59

# 躁状態での対人トラブル！
# 謝罪のポイントは？

躁状態のときに、ビジネス・交友・恋愛における人間関係でトラブルを起こしてしまいました。どのように相手に病気について開示し、謝罪をすればよいか、迷っています。

軽躁病・躁病エピソードでは、気分高揚、多弁、誇大さ、怒りっぽさ、抑制が効かなくなるなどの症状から、対人トラブルが起こりがちです。

周囲の人に知っておいていただきたいのは、双極症の人は躁状態での「トラブル」「失敗」「やりすぎたこと」「本来の本人なら絶対にしない言動や振る舞い」を相当に悔い、恥じているということです。周囲の人は本人に振り回されたり、不快な思いをさせられたりしたことで、本人にネガティブな感情を抱きがちです。少し落ち着かれたら、すべてを許せなくても、通常気分時の本人を思い出してもらい、あれは「病気による言動・振る舞い」なのだと考えていただきたいです。

では、具体的な謝罪の文面をもとに、病気の開示や謝罪のヒントを解説します。

## その１──仕事の取引先に対する謝罪文案

○○のような言動で不快な思いをさせてしまい、大変申し訳ございません。言い訳がましいのですが、私は双極症という病気で、病気のために判断力の低下や社会的規範を逸脱した行為に至ることがあるようです。このような背景があっても許されることではないと自覚しておりますが、もしよろしければ、お伺いして謝罪させていただけたらと思います。どうぞよろしくお願いいたします。

自身の言動・行動を振り返り、丁寧に謝罪しています。相手に無理強いはしないけれど、「可能なら直接会って話をしたい」と伝えていることもよいと思います。会ってみて、「いつもの○○さんだ」と認識してもらうことが、ネガティブな心証を変える何よりのことです。

相手がかなり怒っている場合は、直接会ってもらえないかもしれません。それは

相手も人間である以上、仕方のないことですから、時間をおいてまた声かけしましょう。上司にはこのような謝罪をしたこと、アポイントのお願いをしたことは伝えておきます。

　病名を伝えるかどうかは、検討する必要があります。一方で、病的であったことを何も説明しないと「失礼な人」「常識に欠ける人」と判断されかねないので、なんらかの説明は必要でしょう。

　「ストレスから精神的にまいっていたようです。治療を受けていまは落ち着いています。あのときは本当にご迷惑をおかけしました」

　「一過性に精神的な不調をきたしていました。そのために失礼な振る舞いをしてしまい、すみません」

　このように、具体的な病名は伝えなくとも、精神的不調が背景にあったと説明することはできます。ご自身がどう伝えたいかという意向もふまえて、勤務先にどう説明するか、主治医や家族と作戦を練っておきましょう。

### その3　友人に対する謝罪文案

　あのときは、いろいろとごめん。実は双極症っていう病気みたいで……。気分や発言がコロコロ変わってしまうのも症状らしい。そのせいで迷惑をかけて、嫌な思いをさせてしまったと思う。よかったらお詫びの意味も込めて、来週ごはんでも行けたらうれしいんだけど、どうかな。

　相手の立場に立って謝っており、話し合う場をもつために食事に誘っている点もいいと思います。

　躁病エピソードでのトラブルは「病気のせいでやってしまったこと」です。ただ、謝罪をするときには、「病気のせいで」を前面には出さないことが大事です。「私が迷惑をかけてしまった」というニュアンスで謝罪することをおすすめします。

　1つ目のケースと同様に、まずはこのメッセージに返信をもらえるか、会う機会をつくってもらえるかどうかがカギになりますから、できるだけていねいに、柔らかい表現で伝えましょう。

　また、仕事関係の人と同様に、病気について何らかの説明は必要でしょう。つきあいが長く、何でも話し合える関係であれば、病名を伝えるのもいいと思います。その際、双極症についての簡単な本や冊子を渡し、「時間のあるときに読んでほしい」と言葉を添えるとベターです。双極症を抱えながら生きていくうえで、その友人は頼もしい支えとなる人かもしれません。慎重に、誤解を生まない説明をしましょう。

## その3 ― 恋人に対する謝罪文案

　結婚を考えるくらい真剣だったのに、関係を壊してしまってごめん。自分の悪いところを指摘されたとき、素直に受け入れられなかった。自分本位に行動してしまい、あなたが発していたサインにも気づかなかった。今は後悔している。復縁は望んでいないけど、事情の説明と謝罪をさせてもらえないだろうか。

　自身の非を認め、いまの素直な気持ちを表現されています。双極症のことはここでは言及せずに、まずは当時の事情を説明したいと伝え、会う機会が得られたら開示する流れもいいですね。

　恋人は、躁状態のあなたのことを「これが本性だったのか」と感じたり、「いくら病気でも、心底で思っていないことは口にしないはず。普段からそういったことを思っていたのだろう」と誤解しているかもしれません。

　深いつきあいをしていた人に対し、失った信頼を取り戻したいと願うのは当然のことです。まずは、「元通りの関係はあきらめているが、直接謝罪をしたい」と連絡してみましょう。

　謝罪しても、取りつく島もないかもしれません。そのときは、「その人と結ばれる運命なら、また時間をおいて再会できる」と考えるのも1つです。いまは治療に専念し、今度恋愛する機会に恵まれたら、同じことを繰り返さないように努めましょう。

## まとめ

　躁状態での言動を許してくれるかどうか、以前のようにつきあってくれるかどうかは相手次第です。和解の働きかけをして、レスポンスがなかったり、拒否的な返答だった場合には、自分が病気を受け入れることがすんなりいかなかったように、「相手がそのことを受け入れるにはまだ時間がかかる」と考えましょう。

## ポイント

- 躁状態での人間関係のトラブルはダメージが大きく、取り返しがつかないこともある。
- 双極症の伝え方に配慮しつつ、本来の自身の思考や行動ではなかったことを知ってもらおう。
- 相手がスムーズに理解してくれないことも当然のことと考え、関係の修復を焦らない。

# 60

# 家族が抑うつ状態に。
# してあげられることは？

躁転時に無理を重ね、いまは抑うつ状態です。母は「自分がいなければ、あなたはよくなったかもしれない」「私は何もできない」と泣くようになりました。母が心配ですが、私も余裕がありません。家族が心身に異常をきたした場合、原因となった者として何をしてあげられますか？

　自分自身も不調のなかにいるときに、大事な家族のために何をしてあげられるか。このように悩むケースはしばしばあると思います。

## 患者を1人で支えようとしないこと

　子どもが病気であれば、父親より母親が主となって見守り・対処をしているケースが、いまの時代にも多いでしょう。

　家族は、1人で本人への対処・病気への対処をするべきではありません。家庭の状況からやむなく、誰か1人の家族の肩にすべての責任や対処がのしかかっているケースがありますが、とくに本人の病状がシビアな場合には、複数の人が協力しながら本人を支えることが大切です。

## 支える家族が病んでしまうこと

　「精神疾患になりやすい素質（脆弱性）は遺伝する」ことがわかっています（ストレス脆弱性モデル）。よって、双極症患者さん本人の「親」「きょうだい」も、その「脆弱性」を持っている可能性があり、本人の病気の対応などでストレスが大きくなると、家族も不調に陥ることがあります。

　遺伝的要因がない人でも、許容範囲を超えるほどのストレスにさらされると、やはり精神的な不調をきたすことがあります。

　患者の対応に専念するため、またはその症状に影響されて、家族には次のようなことが起こると考えられます。

・睡眠時間が短くなる
・体を休める時間を十分もてなくなる
・不安、困惑、恐怖、経過予後の心配、経済面の心配などのネガティブな感情

や思考で頭がいっぱいになる
・普段楽しんでいた活動から遠のく
・患者につきっきりになり、その他の人間関係が損なわれる

## キーパーソンが倒れないための5つのポイント

　患者に最もかかわり、主治医や支援者と相談し意見をすり合わせる役割を果たす家族を「キーパーソン」と呼びます。キーパーソンとなる家族が倒れないために大事なことは以下の通りです。

①キーパーソンは1人に決めるが、複数の家族、頼れる親類がいるなら、その人も含めてチームで支える（買い物や家事のサポートも支援になる）。
②キーパーソンの話を聞く体制を整える（本人への罪悪感から正直に気持ちを話せない家族も多い）。
③キーパーソンが1人で過ごしたり、本人の病気がなかったとしたら楽しんでいたはずの趣味や人づきあいをする時間をもうける（楽しむことに罪悪感を持たないよう援助する）。
④必要であれば、キーパーソンも受診する。
⑤必要であれば、キーパーソンが休養するために、本人の入院（レスパイト）を考慮する。

## 患者本人ができること

　双極症の人が、「しんどくなってしまった家族に対してできること」はなんでしょうか。

### 治療に専念する

　まずは治療に専念し、ゆっくりでも着実に、よい方向に向かって行動していくことです。抑うつ状態のピークでは横になって休むことも含みます。あなたが回復することが、何より家族の心の安定につながります。

### 「あなたのせいではない」と言葉にする

　家族は、自分のふるまいや対応のせいで「本人の病気が発症した」「悪化した」などと考えて自分を責めがちです。まずは言葉にして「あなたのせいではない」と伝えてください。家族の言動や行動が、病気の発症や経過に影響を与えることはありますが、それは一因であってすべてではありません。

家族を気づかう余裕があるときは、次のことを手紙でもメールでもいいので言葉にして伝えましょう。

　　支えてくれてありがとう。いつも感謝してるよ
　　自分の世話のために心身に不調をきたしていないか心配になるんだ
　　自分の状態が安定することを一番に考えてくれてるよね。私は家族の健康も
　　同じくらいに大事だと思ってるよ

病状によっては長く一緒にいると、ささいなことでいさかいになってしまいます。同じ空間にいることで互いにストレスになる場合は、食事や団らんの時間以外は別の空間で過ごしましょう。コミュニケーションはとりつつも、ほどよい距離感を保つことです。

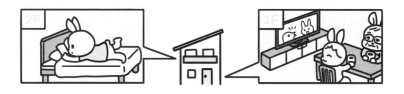

夜間に物音を立てていると家族は眠りにくいですし、「何か重大なことが起こるのでは？」と不安になります。夜は眠ること。眠れないときは低刺激で静穏な活動をして過ごしましょう。家族にも、「お母さん、お父さんの体も心配だから、夜はしっかり寝てね」と睡眠の大事さを伝えましょう。

家族は本人のことに手いっぱいで、自身が精神的不調に陥っていることに気づかないことがあります。患者がそれに気づいているときは、診察に同行してもらい、家族の不調についても相談してみましょう。

家族は本人への対処だけでも疲弊しますから、家事の外注、訪問看護、移動支援など、使えるサービスは使いましょう。訪問看護は本人だけでなく、家族のお話も聞いて助言をしますから、週1度でも利用価値は大きいです。移動支援では楽しみ

のための外出に支援者が同行してくれます。デイケアなどに通所したり、図書館で過ごせる状態まで回復したら、日中は半日でも外で過ごすことを、お互いのためにおすすめします。

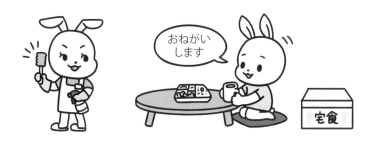

**まとめ**

双極症患者として安定して暮らしていくために、家族の支えは大きな柱です。その関係が壊れないよう、家族の心身の健康にも配慮できるといいですね。「あのときは大変だったね。どうなることかと思った」「苦労をかけたけど、ここまでやってこれてよかった」と、互いに話し合える日が来るよう応援しています。

**ポイント**

- キーパーソンとなる家族の心のケアは、本人の病状安定にとっても大事。
- キーパーソンとなる家族が孤軍奮闘するより、チームでのサポート体制が望ましい。
- 家族の健康を気づかうなら、申し訳なく思うより、その存在に感謝して治療に専念しよう。

# 61

# 「同病の人」とのつきあいでの悩みごと

Q 入院時に知り合った同じ双極症の人と連絡先を交換しました。躁状態になると頻繁に連絡がきます。いい人なのですが、関係を断ち切ったほうがいいでしょうか?

　入院中は、同じ空間で毎日を過ごし、作業療法や勉強会に同席することを通じて、ほかの患者さんと親密な関係になることがあります。

　医療者は何らかのトラブルを懸念して患者同士の連絡先の交換を控えるように伝えることが多いと思います。実際には、困った事態に発展して互いの精神状態にネガティブに影響するケースもあれば、互いのつらさに共感し、苦しい局面で励まし合うようなよい関係を築き、治療にプラスに働くケースもあります。

## 躁状態の対人関係で想定されること

　双極症の人が躁状態になると、対人関係にどのような変化があるのか、受け手側にどのような影響があるかを見てみます。

- ・連絡の回数が増える　⇒返事が大変、うっとうしく感じる
- ・早朝や夜間にも連絡が来る　⇒生活リズムを乱される、配慮がないと感じる
- ・遊びの予定の回数が増え、遠出する、長時間に及ぶ、夜中まで遊ぶ、お金をパーッと使う　⇒生活リズムを乱される、疲労が強まる、相手に合わせて出費がかさむ
- ・ニコニコして上機嫌　⇒受け手側の精神状態にもよるが、大きな問題はない
- ・ささいなことにイライラする、怒りっぽい　⇒いつ怒り出すかビクビクする、思っていることを正直に言いにくい、その人を避けたくなる
- ・自己中心的な振る舞いをされる　⇒病気の症状と頭では理解していても自分を軽んじられたように感じる、ストレスがかかる

　躁状態の友人のペースに合わせたつきあいを続けると、生活リズムは乱れ、ストレスは強まり、自身の再発リスクが高まってしまいます。

## まずはルールづくり

　その友人と一緒に、気分エピソードごとのルールをつくることが大事です。2人とも双極症の場合、互いの気分症状の程度やどんな刺激やストレスで気分エピソードが再発しやすいかを念頭に置いたルールづくりが必要です。いままでのつきあいのなかでの困りごと、もしくはうまくいったつきあい方などを振り返って、可能なら相手と一緒に検討してみましょう。

　この質問者さんの困りごとのように、連絡が頻繁に来て対応に困るなら、次のようなルールを決めます。

- ・メッセージの返信の回数をあらかじめ決め、それ以上になる場合は通知をオフにする
- ・電話をかけていいのは〇時までと決める、それ以降はかかってきても出ない
- ・気分症状が落ち着くまではやりとりを休止する

　この取り決めは、双方がその関係を、波はあっても維持していきたいと希望していることを前提とし、そのために必要なルールという認識が互いに必要です。一方的に「このときはこうする」と押しつける形は望ましくありません。

## その人とつきあっていきたいかどうか

　症状が十分にコントロールされないと、今後も再発を繰り返してしまいます。それでもその人とつきあいを続けていきたいかどうかが、質問の答えになると思います。友人を「いい人」と思えるなら、相手の方は、寛解期には特につきあい上の問題はなく、一緒にいて楽しかったり、うれしかったり、何か学びが得られる方なのでしょう。

　病気の有無にかかわらず、相手に以下のような点があるなら、その関係は維持する価値があると思います。

- ・相手の中に人柄がよい、尊敬できるなど、ポジティブな面を少なくとも1つ見出している
- ・一緒にいて癒される、楽しいなどポジティブな感情がわく
- ・共通の趣味や話題がある
- ・相手から学べることが何かある

　これらのポイントは、抑うつエピソードや躁病エピソード中には症状に覆われて見えなくなりがちです。気分症状のなかにある人の姿をその人本来の姿と判断して、

つきあいを断たないように気をつけましょう。

　困っているときに「関係を切りたい」と思うのは仕方のないことですが、一度は「いい人」と感じた人なら、その人が落ち着きを取り戻してから今後の関係を決めても遅くはないでしょう。ただ、借金や暴力など躁状態のトラブルに巻き込まれると、相手がいくら寛解に至っても自身の気持ちが立て直せなくなるので、大きなトラブルの兆候があるときは距離をおくようにしましょう。

　また、ルールを決めても友人がそれをまったく守れず、治療に真摯に取り組む姿勢も見られなければ、自身の状態の安定を優先し、いったん関係を断ちましょう。

### まとめ

　「病気の症状」を理由に、せっかくつながった人と人が離れてしまうことはとても残念なことです。「病気」を抱える「友人・その人」として、相手を認識するようにしましょう。もし、病状のコントロールが難しければ、しばらく距離をとり、しかし、また思い出したときに連絡をとってみてほしいです。そのときには、いまよりずっと安定した友人が再会を喜んでくれるでしょう。

### ポイント

★ 同じ病気だからこそ、理解し、励まし合い、治療の支えになれる可能性がある。

★ 気分症状、とくに軽躁・躁症状のあるときのおつきあいのルールを事前に決めておこう。

★ 相手に対してネガティブな気持ちになったときは、寛解時の人柄を思い出してみよう。

## 62 社会復帰に強い不安──就労OKになる基準とは?

Q 病状が不安定で何年も働くことができていません。働きたいという希望は
あありますが、社会に出る不安も強いです。医師として就労許可を出す基準は
ありますか?

　双極症に限らず、「精神疾患と仕事」は、よく話題になるテーマです。以前はフ
ルタイムで働かれていた方でも、数年もブランクができると、新たな就労に不安を
感じるものです。「また前のように働けるのだろうか?」「発病に影響したストレス
がぶり返さないだろうか?」「病気のことを隠すべきか、オープンにすべきか?」「経
済的なことを考えると焦る」などなど、就労を意識するようになって、ストレスが
大きくなる人も多いでしょう (214 ページ参照)。

### 就労OKとなる基準とは?

　双極症の人は同じ診断名がついていても、個々にその背景、能力、過去の就労実
績、治療意欲、サポート体制、さらには病気の経過も異なっています。たとえば「5
年間働いていない人」というだけでは、就労の目安を端的に示すことは難しいもの
です。
　まず、どなたにも共通することとして、多少の上下の気分変動はあるとしても、
一定期間、一定ライン以上の日常生活を送ることができていることが目安です。「一
定期間」は主治医によっては「半年」を目安にするかもしれませんし、もう少し長
かったり短かったりするかもしれません。「一定ライン以上の日常生活」は、次の
ようなイメージです。

・定時に起床し、着替えて過ごせる
・食事の用意ができる (買ってきてもOK)
・歯みがきや入浴など、対人交流に問題のない頻度で清潔を保てる
・1日1度は外に出られる
・生活に必要な買い出しや、ATM操作など、各種手続きができる
・家事や運動習慣、図書館で過ごすなどの活動が日中にでき、その疲れが翌日
　に響かない
・家族や親しい人とのかかわりは、大きなストレスなく行える

仕事を週5日フルタイムでやりたいのか、週2回のパートタイムでやりたいのかによっても変わります。一定ライン以上に過ごせる日が、働く日と同じだけあればOKです。よって、週に1日寝込んでしまう日があるからといって、就労はめざせないとはいえません（もちろん週を通じてよい状態が続くのが理想です）。

## シミュレーションが大事

　何年も働いていない状態から、いきなり一般就労をめざすのはリスクが高いです。週2日くらいからデイケアに定期的に通所を始めて、安定して週4〜5日通えるようになったら、就労移行支援を利用するか、障害者雇用、もしくは一般雇用での仕事を探すという流れが基本です（もともとの能力や適応水準や、現在の認知機能のレベルなどによって、スタート位置は変わります）。

　何事もやってみないとわかりませんが、双極症の人は、繰り返す気分エピソードにより、「再発」⇒「自責」⇒「落ち込む」⇒「自信喪失」⇒「チャレンジ精神を損なう」というネガティブスパイラルに陥っていることが多いです。

　ですから、「石橋を叩いて渡る」ほどでなくとも、慎重に、「成功体験を積めるだろう」と思える活動からスタートしてほしいと思います。デイケアや就労移行支援の利用は、実際に仕事に就いたときに出てくるだろう困りごとを体験でき、スタッフと話し合って、事前に対処法を用意できることが有益な点です。

## 働き方はいろいろ

　「就労」と聞くと、ついフルタイム勤務を思い浮かべてしまいますが、いろいろな働き方があります。それは病気がない人も同様です。私が担当しているある患者さんは、調子の波が読めないことに加えて、同じ職場でずっと働き続けるのが苦手という理由で、単発や短期のアルバイトに取り組んでいます。比較的元気なときに働いて、しんどい時期は無理をせず家のことだけをします。また、単発の仕事だと職場の人と関係が深まらないので気楽だそうです。収入額や雇用の安定性からすると、見劣りするかもしれませんが、自信がつけば違った働き方もできるので、このようなトライの仕方は悪くないと思います。

　別のある患者さんは、週に3日5時間、軽作業をされ、1日はデイケアに、1日は趣味のヨガ教室に、その他の2日は家族と過ごしたり、休養する時間に充てています。試行錯誤しながら、ワークライフバランスを探っています。

　なお、2020年より新型コロナウイルスの感染拡大防止に伴い、リモートワークが普及しました。リモートワークにはメリットと同様、デメリットがあります。社会性の低下や運動不足、日光浴不足、家族と一緒に過ごす時間が増えるためイライラが増えるなどです。114〜119ページなどを参照して、過ごし方を工夫しましょう。

### まとめ

　フルタイム就労をめざすなら、週4〜5日、終日活動できる体力と気力がついていて、次の活動日の朝に疲れがリセットされていることが目安です。また、半年ほどは体調・気分の波がおおむね落ち着いている状態であることが目安です。パートタイムでの就労や単発バイトはこの限りではないので、あまり深く考えすぎずに、いまの自分に試せることから試すというスタイルもよいと思います。

　慎重にスタートしても、小さなつまずきは誰にでもあるものと思って、自分で過剰に不安を煽らないようにしましょう。軽躁に傾きかけると、誰にも相談せずに仕事を決めてしまう人もいますが、その仕事がいまの自分に適しているかどうか、主治医・家族・支援者などと一緒に考えてみることをオススメします。

### ポイント

　★ 希望する就労レベルに適した状態が一定期間続いているか、自身の状態を確認しよう。

　★ 段階を踏んで、職場、仕事内容、勤務日数、勤務時間などをレベルアップしていこう。

　★ 誰でもつまずくことはあることを前提として、恐れすぎず、チャレンジしてみよう。

# 意欲がまったくない状態でも、無理して働くべき？

Q　双極症を発症して１２年目です。就労定着が困難になり、現在就労意欲がまったくありません。障害年金と親の資金援助で生活しています。親亡き後の生活の不安はありますが、最終手段として生活保護も視野に入れています。働く意欲がないのに無理して就活する必要はありますか？

発症後、仕事がうまくいかず失職を繰り返すうちに、働きたい気持ちがなくなってしまうことがあります。

双極症のために当面の間働くことができない状態であれば、質問者さんのように障害年金を申請しましょう。また貯蓄が底をついてきたときに、生活保護を利用することは誰にでも与えられた権利です（条件はありますが）。しかし下記のような理由から障害年金や生活保護の申請をためらう人が多いのも事実です。

・自分が障害年金をもらうこと、生活保護を受けることを受け入れられない（プライドが許さない）
・世間体が気になる
・家族に反対されている
・働く気持ちがさらになくなってしまうのではと不安

### 障害年金、生活保護などの制度を利用すること

しかし経済的な不安は精神面への負の影響が大きいです。「家族に迷惑をかけている」と自分を責めること、早く仕事につかないといけないと焦り、無謀なチャレンジをして結局すぐに退職してしまうことなどを繰り返し、抑うつ状態が悪化、長期化してしまう一因になります。

主治医や支援者など専門職から年金の申請を勧められた場合は、その必要性が高く、条件も満たしていると思ってよいでしょう。申請をためらう気持ちはあっても少しずつ準備を進めましょう。

実際に障害年金をもらうようになった人からこのような話を聞きました。

・年金が入るようになってホッとした
・親からこづかいをもらうのをやめて、少しこちらから家にお金を入れるようになり、卑屈な思いをしなくて済んだ

・無理してフルタイムで働く必要がなくなり、自分のペースで働くことができるようになった。

　お金がすべてではありませんが、最低限の保障があることは心の安定につながります。

## 働く意欲について

　「働く意欲がない」状態は、抑うつ症状により「あらゆることに対する意欲がない」のか、日常生活は問題なく過ごせる状態だけれど、「働く意欲がない」のかによっても答えは異なります。

　後者であれば、長く就労していない場合、まずは図書館などへの外出練習、デイケアへの通所による体力づくり・生活リズムの調整などから始めます。そして、就労支援や障害者雇用などサポートのあるなかで、無理のないペースから取り組むことになるでしょう。もし、まだどこかに働きたい気持ちが残っているのなら、充電期間を経てまた、チャレンジしてほしいと思います。

### 働くことの意義

　「働くこと」は、単にお金を得るためだけの手段ではありません。充実感、達成感、人や社会の役に立っているという感覚、人とのつながりなど、さまざまな見えない価値が得られます。

　双極症の人にとって大事な「生活リズム」も、仕事があると「ちょっとしんどいけど8時までに起きよう」「明日は仕事だから早めに寝よう」と行動でき、生活リズムが乱れにくくなります。日中に活動すると、心地よい疲労により夜の睡眠の質が上がります。

### 働くことに価値を見出さない

　一方で、「働くことに価値をおかない生き方」もあります。

　趣味の仲間、気の合う友人、ボランティア活動などで、社会とつながり、そこに充実感、楽しみ、やりがい、貢献感をもつこともできます。動画やブログで自身が何かを楽しむ様子を人に伝えることで収入を得る、やりたいことのためにクラウドファンディング（インターネットを通じてほかの人に資金援助してもらうこと）をする、ネット上のフリーマーケットサイトでハンドメイド作品を売るなど、会社勤め以外に収入を得られる手段も増えています。

　働くこと自体を手放すことも、一般的な「雇用される」形での仕事をしないことも、選択肢の1つです。

　議論のある制度で実現は難しいかもしれませんが、「ベーシックインカム」の制度が導入されたら、精神科界わいの悩みの一部は解消すると思います。

　ベーシックインカムとは、年齢、性別、所得の有無などは関係なく、すべての人に一定額の現金を所得の保障として支給する制度です。日本語では「最低所得保障」とも呼ばれ、世界各国で試験的導入がされています。おそらく月額１０万円に満たない金額にはなるでしょうが、家族と同居の場合はまずまず十分な額ですし、単身の場合でも少し働けば、なんとか生活できるのではないでしょうか？

・仕事をしたい人は思いっきりする
・少しお金に余裕がほしければ、無理のない範囲で働く
・小さな暮らしでいいので仕事をしたくない人はしない

　今後はこういった社会になるかもしれません。実際の臨床でもＳＮＳでも「お金にまつわる悩み」を聞くことは多いです。ある程度の所得が保障されたら、お金に関する焦りや不安は軽減されるでしょう。「障害年金」の響きから生活は困窮しているのに申請をためらってしまう人も、ある程度の保障が得られます。病状改善のための食生活や学びの場への参加にもお金がかかるので、そういったモノやコトに使えるお金が増えれば、病気によい影響をもたらすでしょう。

## まとめ

　何かしらの生きがいや人生の目標をもっていることが精神的な健康にポジティブに影響するとの報告があります。どなたにも「働くこと」、もしくは「働くこと以外に人生の楽しみややりがいを見出すこと」をあきらめずにいてほしいと願います。

### ポイント

病状の安定が優先だが、一生「働かない」ことを決めるのはまだ早いかもしれない。

働くことで得られるものはお金以外にもある。自身にとっての働く意味を考えてみよう。

生き方は多様化している。働く以外のことで満足する暮らしが得られるなら、それもよい。

# 64 安定して仕事を続けるために、会社に配慮してほしい7つのポイント

Q 双極症を抱えながらサラリーマンとして働いています。安定して仕事をしていくために、どんなことを会社に配慮してもらうといいでしょうか？

できることなら、会社にはあれもこれも配慮してほしいもの。今回は、そのなかでも大事な7つのポイントを解説します。

## その1 業務量、業務時間に配慮してもらう

「業務量」や「業務時間」、もし可能なら「業務内容」も、「一定」がベストです。双極症の方にとって、①生活リズムが整っていること、②ストレスが過大でないこと、この2つは、病気のコントロールにおいてもっとも大事なことです。できれば、出社時間、退社時間は一定に、せめて残業するとしても1時間以内などと配慮してもらいたいです。医療職、介護職、警備員、24時間営業のお店など、夜間の仕事がある職種は要注意です。看護師のような交代勤務は毎日リズムが変わってしまうので、双極症の方にはおすすめしません。外来勤務など、日勤のみの勤務体系を検討しましょう。

また、異動など、携わる業務が変化することがありますが、事務作業から営業職に変わる転勤など、本人の特性からその変化が大きなストレスになりそうなことは避けてもらいましょう。病状に配慮した業務内容に変わることは問題ありません。

## その2 社事内容を共有してもらう

病状が不安定な場合、万が一のために、あなたがいないと大変な事態になる働き方は避けましょう。チームで取り組む業務が推奨され、個別で行う業務では定期的に進捗状況などを共有しておくことが大事です。

## その3 通院するための余裕があるように配慮してもらう

通院を土曜日や平日の夕方以降などにできるのであれば問題ありません。精神科単科の病院で主治医の外来の曜日が平日の場合などは、2〜4週間のサイクルで受

診のため時間休、もしくはお休みが必要なことを理解してもらう必要があります。

## その4──病気の概要を理解してもらう

どんな病気で、どんな症状があるのか。とくに双極症の場合は、抑うつエピソード、軽躁病・躁病エピソード、寛解期（通常気分の時期）で、症状が異なり、周囲からすると、「人が変わった」ように感じられることもあります。仕事の能率に波が出る可能性や、症状が強いときはやむをえずお休みする可能性もあります（病欠が続くようなときは、就労が適した状態かどうかの見直しが必要です）。誤解を生まないためにも、病気について知っておいてもらいましょう。

しかし、双極症であることをそのまま会社に伝えられる人は、いまはまだ少ないかもしれません。主治医とも相談して、職場の精神疾患への理解度や、ご自身の病状コントロールの状況によって、①正確な病名を伝える、②病名をぼかして伝える、のどちらかを選びましょう。病状がまだ十分にコントロールされていない場合は、症状からの言動や振る舞いを、人格の問題と誤解される恐れがありますから、その場合はハッキリと伝えておいたほうが、お互いにストレスが減ります。

## ＊クローズで働く場合

話はそれますが、3番目の選択として、クローズで（精神疾患があることを隠して）働く場合、会社側にメンタル面への配慮を期待することは難しく、それなりの覚悟が必要です。いろいろな考え方がありますし、精神疾患に対して偏見をもたれることを心配する気持ちはあたりまえのことですから、この選択ももちろん間違いではありません。ただ、気分の波が激しい場合は遅かれ早かれ周囲に知られてしまうでしょう。クローズでの働き方が適切かどうかは、家族や支援者としっかり検討してください。

## その5──会社のほかのメンバーに対しプライバシーを守ること

双極症のことを完全にオープンにせず、直属の上司や普段から頼りにしている同僚にだけ正確に病名を伝え、それ以外の人にはぼかして伝えてもらうことがあります。本人が会社で安定して業務を遂行できれば問題ないので、すべての人に正確な病名を言う必要はありません。その一方で、同僚に何も伝えておかないと疑心や誤解をまねく恐れがありますから、何かしらの不調があると伝えておくのが得策です。

会社側は、本人の希望があれば、以下を守ることが求められます。

「キーとなる人以外に伝えない」「病気に関するプライバシーを厳守する」

これが、本人が安心して働ける条件となります。

もし、一部の人だけでなく、すべての人に知っておいてほしいと思うなら、それも1つです。客観的に、病状が悪化していないか、安定しているかを見て、助言を

してくれる人もいるでしょう。

### その⑥── できること、できないことを把握してもらう

病気によって仕事に影響が出る可能性があることは事実です。会社側より、本人の「できること」「できないこと」「ストレスに感じやすいこと」「○○なときはどう対処してほしいか」などを聴き取ってもらいます。会社側はその内容を検討し「これは配慮できる」「この点は正直に言って配慮は難しい」などと示し、一貫した態度で本人に接することが大切です。

また、「このような状態になったら仕事を休んでください」「このような状態のときは残業禁止」など、具体的なルールを決めてもらえると、なおよいです。気分の波が大きくなると自身を客観視しづらくなるので、事前に決めておきましょう。

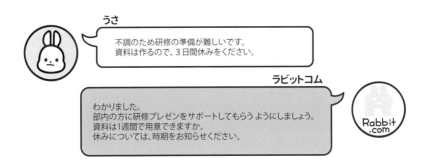

うさ
不調のため研修の準備が難しいです。
資料は作るので、3日間休みをください。

ラビットコム
わかりました。
部内の方に研修プレゼンをサポートしてもらうようにしましょう。
資料は1週間で用意できますか。
休みについては、時期をお知らせください。

Rabbit
.com

### その⑦── 受診に付き添ってもらう

一部オープンにして働くことが必須の病状の場合はとくに、一度、直属の上司に受診に付き添ってもらえるとよいです。主治医から直接説明を聞くことで理解が深まり、今後もつながりがあるということで安心されると思います。これは本人にもよい効果があります。

会社の方と面談した後、状態悪化時に会社の方が受診を促してくれたり、電話をくださった例もあります。医師は守秘義務がありますので、会社の方に本人の了解なしに病状などを説明することはできませんが、本人にとって大きな支えになると感じました。

★ 病気の特性に合った業務スタイル、業務内容、業務量があり、会社側の配慮も大事。
★ 双極症をどの程度オープンにするかは、自身の考え方と病状をふまえて検討しよう。
★ 家族や友人に対してと同様に、職場でも気分症状に応じた具体的なルールをつくろう。

# 65

# どの程度の抑うつ状態なら
# 休むべき？

( Q )　就労移行支援事業所に通っています。抑うつ状態のときでも無理して行き、
調子のいいフリをしてしまいます。帰宅後は疲れ果てて、身の回りのことも
できません。就職のことを考えると、「休んでいられない！」との思いが強
いです。やっぱり休むべきでしょうか？　どの程度で休むべきなのかわかり
ません。

　しんどい状態でもがんばっていらっしゃるようです。このような状態がどれくら
い持続しているのかはわかりませんが、このままの状態が続けば、本人の意向に関
わらず休まざるをえないときが来てしまいそうで心配です。

## 抑うつ状態に陥ると思考能力が低下する

　かく言う私も、「つらいと言ったら負けだと感じる」「周囲の評価が下がることを
恐れる」「いったん休むと、もう行けなくなるのではと不安に駆られる」「まだがん
ばれるのか、限界に近い状態なのか、考えれば考えるほどわからなくなる」などの
理由で、うまく周囲にヘルプを出ししたり、休みを取れず、結局、長期間にわたり
休職してしまった過去があります。

　抑うつ状態になると、思考能力が落ち、ものごとの捉え方が極端になってしまい、
冷静な判断ができなくなります。そのような事態に備えて以下のようなことをメモ
しておき、定期的に見て自己チェックしましょう。

・ストレスをその都度解消する
・必要なときに周囲の人を頼る
・休むときはしっかり休む
・生活リズムを乱さない

## 抑うつ状態でどうしたらよいか判断できなくなっているとき

　このような場合にいますぐすべきことは、次のことです。

・通所先のスタッフに、現状をありのまま伝える

・家族やその他の支援者がいれば、現状についての客観的な意見を求める

・早期に受診し、主治医に現状を伝える

　事業所のスタッフに、現状の仕事量、就労時間では心身ともに支障が出ていることを伝えれば、以下のように適切に対応してもらえます。

・いったん休止することも視野に入れた仕事量や時間の見直し

・主治医との連携

　就労移行支援は、この先の仕事につながる生活リズムの安定や体力の向上、作業能力の向上のための制度ですが、「困ったときの対処法」を学ぶ場でもあります。

　就労移行支援は、一般就労に比べて、「本人の調子への職場からの配慮」「本人と周囲の人の関係への配慮」「何かあったときの相談しやすさ」「急な休みや勤務日数の調整などの融通の利きやすさ」「主治医との連携」など、多くのメリットがあります。

　就労移行支援を利用するなら、そのメリットを活用しましょう。

## 「急がば回れ」はホントのこと

　焦る気持ちはわかりますが、いまの段階でいろんな体験をして、一般就労に備えることが得策です。いままで多くの方に「急がば回れ」と伝えてきました。そして、その言葉が真実であったケースをたくさん見てきました。

　私自身、自分を自分で追い込んで、空回りして、状態が悪化した経緯があり、振り返ってみると、「あのとき、スローペースでもいいから、そのときできることを着実に踏み固めたほうが早くラクになれたのでは？」と思います。

　「仕事を休む」というと長期間の休職をイメージする方が多いでしょう。実はさまざまなレベルの「休み」があります。

①作業中、休憩時間前に少し休憩する、休憩を増やす

②ある1日、早めに切り上げて帰宅する

③1日仕事を休む

④休職する

## 「もう無理」な状態に気づく方法

　１日の仕事の疲労が次の仕事の日の朝に持ち越しているなら、その時点でいまの状態と仕事の時間や内容がフィットしていないと考えましょう。イラストのように次の勤務日朝に疲れがとれていないときは「もう無理」がせまっている状態だと考えられます。

①週５日勤務のケース

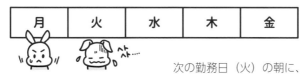

次の勤務日（火）の朝に、
月曜朝の状態に回復していないと NG

②週３日勤務のケース

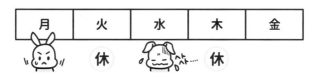

水曜日に、月曜日の状態に回復していないと NG

　①②いずれのケースでも１日の勤務時間をへらす、勤務日数をへらす、業務量を見直す、業務内容を見直すといった軌道修正を要します。

### まとめ

　もし現状の苦しさを主治医にも話せていない場合は、家族や就労移行支援の職員だけでなく、主治医も頼ってほしいところです。あなたが困難を乗り越え、次のステップをめざそうと行動し始めたことを主治医は喜んでいます。できる限りの応援をしたいと思っています。

　医師も、「大丈夫です」の言葉や、なんとかつくりだした笑顔の裏にある「つらさ」を推し量る努力はします。あなたからもどうかサインを出してください。けっして「根性がない」「甘えている」などと思いません。何かできる助言や工夫を考えます。

　困難な状況から浮上して、さあステップアップしようというときは、あなた１人ではなく、支援者と一丸となり、ときにペースを落としながらでも、着実に進んでいくことが大事です。

**ポイント**

★ しんどいときにも無理してしまう思考や行動のパターンがないか、セルフチェックしよう。

★ 起きたときに前日の疲れが解消されているか定期的に確認して、必要な「休み」を確保しよう。

★ せっかくのサポート体制をしっかり活用しよう。焦らず、でも着実に進んでいこう。

# 66

# 車の運転に双極症は影響する？

**Q** 医師から見て、双極症の人が車の運転をすることを率直にどう思いますか？　罰則・法律を解説してください。

## 抑うつ状態、躁状態の運転はどうなる？？

抑うつ状態では、注意力や判断力が落ちます。眠れないとその能力低下が顕著となるでしょう。信号が変わったことにすぐ気づかなかったり、ハンドル操作が遅れたり、刻々と変わる道路状況に対応できずに事故を起こすリスクがあります。

躁状態では、自分の力への過信、「大丈夫だろう」という楽観的思考や、注意力が散漫になることから、スピードの出しすぎや信号無視、無理な追い越しなどのあおり運転、さらには事故に至るリスクがあります。

気分症状が軽度なら問題なく運転できるかもしれませんが、それは誰にも保障できないことです。仕事や地域柄、運転することが避けられない人も多いと思います。車がないと通院が難しいような地域もあるでしょう。しかし、周囲の協力をあおいだり、移動の工夫をするなどして、「気分症状のあるときは運転しない」と約束してください。

## 双極症の症状を自覚しながら事故を起こした場合

気分エピソード中の運転は、自分だけでなく、同乗者や見知らぬ人を危険にさらす行為です。また、病気の影響によって事故のリスクが高いと認識しながら人身事故を起こした場合、自動車運転処罰法3条2項に規定される危険運転致死傷罪の「病気運転致死傷罪」が適用され、死亡事故の場合、最高で15年の有期懲役刑となります。

認知症の場合は運転免許をもつことが難しいイメージがあると思いますが、双極症の場合はどうなのか、詳しく知らない人が多いでしょう。警察庁のホームページに、運転免許の可否の運用基準が示されています（表参照。まだ双極症が「そううつ病」と記載されています）。これらのことから、双極症は運転免許を拒否されうる病気だとわかります。

● 運転免許を拒否又は保留される場合

> 1～4（省略）
> 5．3及び4のほか、自動車等の安全な運転に支障を及ぼすおそれがある病気として政令で定めるもの
> 　政令では、次のものが定められています。
> 　ア　そううつ病（自動車等の安全な運転に必要な認知等に係る能力を欠くこととなるおそれがある症状を呈しないものを除きます。）
> 　イ　重度の眠気の症状を呈する睡眠障害
> 　ウ　そううつ病及び睡眠障害のほか、自動車等の安全な運転に必要な認知等に係る能力を欠くこととなるおそれがある症状を呈する病気

＊「運転免許の拒否等を受けることとなる一定の病気等について」（警察庁ホームページ https://www.npa.go.jp/policies/application/license_renewal/list2.html）

## 病名だけで運転免許の可否は決まらない

　双極症は、通常気分モードでも多くの方に認知機能障害が残存します。しかし、運転技能に影響があるほどの障害があるかというと、「いや、そんなことはない」と思われる方もいれば、「大丈夫だと思うけど、薬も飲んでいるし心配」と思われる方もいるでしょう。

　認知症は診断がついてしまうと、免許不可となることがほぼ確定です。

　一方、「てんかん」という病気では、再発のおそれがなかったり、発作が夜間のみの場合は運転しても問題ないとされています。病名だけで運転の可否は決まらないわけです。双極症も症状は個人差が大きいので、運転免許の可否基準では、「自動車等の安全な運転に必要な認知等に係る能力を欠くこととなるおそれがある症状を呈しないものを除く」とされ、運転に問題のある状態でなければ運転は許可されます。

## 免許の可否についての主治医の意見書

　免許の取得・免許証の更新をする際には、一定の病気などに該当するかどうかを判断するための質問票が渡されます。その質問票に病気について記載した場合、免許の可否について主治医が意見書を書くことになります。

　主治医は、これまでの処置やいまの病状を考慮して以下のように意見します。

> ・病気はあるけれど、運転に支障はない状態である
> ・○年までは運転に影響する症状が再発することはない見込み
> ・いまは運転に影響する症状があるが、6カ月以内には回復する見込み

＊注　「一定の病気に係る免許の可否等の運用基準」より

## 主治医から公安委員会に届け出ることもある

あなたが免許を持ち、運転していることを主治医が知った場合、病状によっては診察の内容を公安委員会に届け出る場合があります。危険運転によって死傷者が出ないために法律に定められたことですが、気分症状のために無謀な運転をして自分の身を滅ぼしかねない人を救う意味もあります。

## 実際のところ、双極症の人の運転技能はどうなの？

通常気分モードの双極症の人の運転技能について、２０１６年の名古屋大学の研究があるので、結果を紹介します[1]。

・認知機能のうち注意や遂行機能は、双極症患者は健常人よりも低い傾向にあった
・運転シミュレータによる運転技能は、双極症患者と健常人で有意な差はなかった
・運転技能は認知機能の低さと明らかな関連はなかった
・処方薬と運転技能には明らかな関連はなかった

認知機能の一部には低下傾向があるものの、運転技能は健常の人と差がないこと、また、運転への薬の影響も意外に「ない」との結果でした。サンプル数が少ない研究であるため、今後のさらなる研究が待たれます。

## まとめ

このように「双極症＝運転不可」と考えるのは短絡的で、気分の安定期には運転してもよいでしょう。ただ、個々のケースで運転に問題がないか検討する必要があるので、できればこっそり運転するのではなく、主治医と相談してください。

運転を続けるとしても、抑うつ状態や躁状態の兆候が見られたときは運転を中止することをルール化し、車のキーを信頼できる人に預けることなども決めておきましょう。また、気分症状が出た際のリスクを十分検討し、場合によっては自ら免許を返納することも１つの選択と考えてください。

意見書については長年安定している方はともかく、いま安定していて運転に支障ない人でも、今後半年、一年と安定し続け運転に問題がないだろうと予測するのはむずかしいことです。患者さんの生活を思えば「運転可能」と書きたいのはやまやまですが、医師は保守的に記載しがちであると推測します。今後、運転の可否をほかの方法で判断するツールができること、医師の意見書の内容が見直されることを個人的には願います。

＊1　精神障害者の自動車運転技能に関する研究：双極性障害を対象とした運転シミュレータによる実証的検証、2016

**ポイント**

★ 気分症状が運転に影響するのはもちろん、寛解期での認知機能の低下にも注意しよう。

★ 「双極症＝運転不可」ではないが、運転に支障がないかどうかは必ず主治医と検討しよう。

★ 落ち着いている時期に、運転の可否のルールをつくろう。場合によっては自主返納の検討を。

# 67 双極症を抱える自分を好きになってくれる人はいる？

（Q） 最初はうつ病と診断され、最終的に双極症と診断されました。もともとは恋愛に対して積極的に行動していくタイプで、相手に選んでもらえる自信もありました。でも、この病気になってから、誰かを好きになって仲良くなれても、ちょっと出かけるとすぐ疲れるし、自信がなくなってしまいました。調子を崩すと「死のうかな」と思ってしまう私を好きになってくれる人はいるのでしょうか？

## いまの自分に適した恋愛をする、しないでもいい

　双極症は周期的に気分が変動するため、安定した恋愛をすることは難しいと感じる人も多いでしょう。

　まず、病気になってしまったことはつらいですが、変えようのない事実です。病気について学びながら、少しずつ受容していきましょう。ある程度受容ができたら、病気になる前にしていた恋愛を、以下のように「双極症仕様にチェンジする」ことが1つの案です。

・主に日中に会うようにする　　・1回に会うのは〇時間までにする
・夜のイベントは避ける　　　　・泊まりの旅行は避ける
・アルコールは避ける

　疲労やストレスを溜めず、生活リズムが乱れないように気をつけましょう（個人差があるので、自分が安定して過ごせるルールならもちろん〇Kです）。

　恋愛の刺激やストレスが気分エピソードの再発のきっかけになることも考えられますから、抑うつ状態や躁状態に移行する兆候のあるときは、出会いの場に出かけることや新しい人と出会うことは避けるほうがいいでしょう。

　当面は恋愛をしないという選択も1つの方法です。とくに双極症と診断されて間もない方は病状のコントロールにも不慣れでしょうから、生活を安定させることを優先しましょう。余裕が出てきたら、おのずと関心が出てくることでしょう。

## 病気に振り回されない恋愛

　質問者さんが、自分のことを「調子を崩すと死のうと思う人」と表現しているこ

とが気になります。そのフレーズだけを取り上げてみましょう「調子を崩すと死のうと思う人」を、好きになってくれる人はまずいないですね。ひどいことを言うなと思われるかもしれませんが少し考えてみてください。

恋愛対象を想像するとき、「性格の要素（穏やか、明るいなど）」「外見が好み」「気が合う」「趣味が似ている」「尊敬できる仕事をしている」「自分にないものがある」など、さまざまな条件を考えると思いますが、「調子を崩すと死のうと思う人」をパートナーを探すときの条件にはしませんよね。

あなたは双極症という病気をもつ「あなた」であって、単なる病者ではありません。とくに抑うつエピソード中では「病気の自分なんて……」という発想に陥りがちです。しかし、あなたは、「もともとの気質や能力」＋「成長の中で獲得した性格や能力」＋「あなただけのさまざまな知識や経験」などたくさんの個性があり、そのひとつとして双極症ももっている、そういう存在なのです。その1つだけを取り出して全体のようにとらえてしまうとき、あなたは双極症という病気に飲み込まれています。

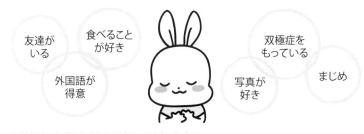

### 「病気」の要素が決定打にはならない

双極症という病気をもつこと自体がパートナーとして選ばれるかどうかに絶対的な影響を与えるかというと、そうではありません。もちろん慢性的な身体疾患や重大な身体疾患、外見にかかわる病気や障害も、同じです。

あなたが人を好きになるときも、相手のいろいろな要素を見て魅かれるのではないでしょうか。その魅力が大きければ、「病気をもつこと」の要素が加わっても気持ちはそうは変わらないと思います。

もちろん、つきあい始めた後の病状がひどく、相手が許容できないほどになれば関係は危うくなります。関係が続くか否かは、ご自身の病気に対する向き合い方・本気度にかかっているでしょう。

また、精神疾患があると知っただけで離れていく人は、その問題が精神疾患以外の何かであっても離れていくのだと思います。

### 病状のコントロールが何より大事

「調子を崩すと死のうと思う」ことについては、気分変動をしっかりコントロールしていくことが大事です。パートナーとの関係を結ぶこと、関係を続けること、

いずれにおいても、病状が安定していることはプラスになります。双極症があること自体は恋愛の妨げにはならずとも、そのコントロールの不良さは恋愛の妨げになると考えられます。

まとめ

　質問者さんは、体力も回復しておらず悲観的な思考が見られることから、抑うつエピソード中か、もしくは通常気分でも低めのレベルのようです。いまはしっかり治療に取り組み、通常気分に回復してから、もう一度、恋愛のことを考えてみましょう。また、体力が回復しきらず疲れやすいうちは、相手にそう伝えてゆっくりペースでおつきあいすることも1つの方法です。

　急ぐことはありませんし、華やかさには欠けたとしても、穏やかに関係を育んでいくことも素敵なことだと思います。

　いまの状態に合った恋愛をするのもよし。しばらく恋愛を保留にするのもよし。

　人を好きになる理由は多様。また、双極症はあなたの要素の1つであり、すべてではない。

　気分症状があると、本来の自分を見失う。気分が安定してから、自身の恋愛観を見直そう。

# パートナー探しにどんな
# 心構えが必要？

**Q** ３０代になり、結婚・出産の焦りがあり、周りからもプレッシャーをかけられます。以前は、出会いの場に赴いていましたが、次のことから、恋愛や結婚に消極的になりました。①エネルギーを消費する、②喜んだり、悲しんだり感情の波がつきもの。それにより、症状が悪化しないか怖い、③環境の変化がストレスに感じる、④婚活パーティーのあと抑うつ症状が出て、仕事に支障をきたした経験がある、⑤病気や性質を理解してもらえるか怖い。

恋愛やパートナー探しにはどのような努力や心構えが必要ですか？

### その１ 結婚は自分の意思で決めるもの

前提として、周囲からプレッシャーをかけられたことを主な理由に結婚を考えるのはやめましょう。病気の有無にかかわらず、他者の意向に押されて人生の重大な決断を行うことは、後々他者に責任を求めることにつながりかねません。

結婚後に何かトラブルが起きた場合に、「私は本意でなかったのに。結婚を勧めてきた親のせいだ」などと腹を立てることは、お互いにとって不利益です。周囲の意見は参考にするにとどめて、人生の方向性は自分の意思で決めましょう。

### その２ 恋愛は良い刺激にも、悪い刺激にもなりうる

いませっかく落ち着いているのに、恋愛によって不安定にならないか、心配になりますよね。

病気がなくても、恋愛によって心は揺さぶられます。だからこそ、恋愛には価値があり、自己の成長を促し、他者との関係を学ぶ機会にもなるのです。

どんなストレスや刺激が気分症状の再発に影響しやすいかは、人それぞれです。発病からの経過を振り返ってみて、恋愛が病状に大きく影響している人は「注意する刺激」ととらえておきましょう。

### その３ 相手にどんな人を選ぶか？

病気の有無にかかわらず、その恋愛・結婚がうまくいくかどうかは始まってみないとわかりません。相手の理解や協力はもちろん、自分自身の協力や行動も大事です。「相手選びが完璧なら間違いない恋愛・結婚ができる」とは考えないようにしましょう。

　理想をいえば、次の２点を満たしている人なら安心です。このような人は、あなたのことを大事に思っていて、人にはいろいろな事情があることにも理解があり、つらいときにはあなたを支える気概がある人です。

　・双極症という病気を理解してくれている
　・日常で気をつけるべきポイントを共有し、必要時には声かけ・対処してくれる

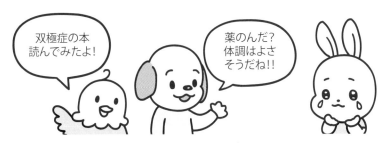

### その◯　——病気のことを伝えるタイミングは？

　双極症についてどの時点で話すかは、難しい問題です。結婚の話をする段になって、病気のことを伝えるかどうかで悩まれる方が多いでしょう。

　個人的には、おつきあいの序盤で軽く打ち明けておくことをすすめます。「メンタルの病気で」「定期的に通院してて」「薬を飲んでる」のように簡単に説明して、相手の反応を見るとよいと思います。もしくは、「友人が双極症で……」などと話してみて、どんな反応をするかも参考になるでしょう。

　この段階で明らかに差別的なことを言う人は、精神疾患に限らず、偏見を持つ人である可能性が高いので、気をつけたいですね。

### その◯　——子どもをもつことを希望している場合

　もし、双方が子どもを持ちたいと思っているなら、双極症は子どもに遺伝するリスクがあると伝えておくことを勧めます。うまく説明できそうにないときは、診察に同席してもらい主治医に説明してもらいましょう。

### その◯　——「結婚」に何を求めるか？　メリット＆デメリットを考える

　結婚にあこがれをいだく人は多いと思いますが、現代では「結婚」の価値が下がっているのも事実です。以前は「孤独感を和らげる」「経済的なメリットがある」などの理由から、既婚者のほうが未婚者より健康レベルが高い傾向にありました。しかし、２０１７年のアメリカの研究によると、若い世代では既婚者のほうが健康レベルが低いとの結果が出ており、現代では結婚によるストレスがメリットを上回っていることが考えられます。

いまはＳＮＳなどで手軽に人とつながれ、シェアハウスなどの住まい方も広まり、必ずしも「結婚」だけに人とのつながりを求める必要がなくなってきていますし、パートナーとの関係も多様化しています。ですから、どういった生き方、人とのつながり方が自分にとって健康であり、幸福なのかを考えて、オリジナルの人生設計をするのがよさそうです。

## そのつど軌道修正していこう

事前に入念に準備しておいたからうまくいくとも限りませんし、逆も然りです。ある程度の準備はしておくほうがいいのは言うまでもありませんが、そこで足踏みしすぎることは有意義ではありません。

長い人生においては、想定していないことが起こりますし、経験を重ねるなかで考え方は変わりますから、その時々にベターな選択をしていくとよいでしょう。

結婚することを選択した場合は、それがゴールではなく「理想とする家族になるために２人で協力して、どう行動していくか」が大事であることをお忘れなく。

### ポイント

- ★ 恋愛は双極症の経過にプラスにもマイナスにも働く。自身の傾向を分析して対策しよう。
- ★ 結婚という形にとらわれることなく、自身が心地よく過ごせる人間関係を求めていこう。
- ★ 考え尽くしても結果が吉と出るかはわからない。行動してみて、そのつど軌道修正していこう。

# 69

# 症状による過去の失敗を、生きるヒントに変えるには？

これまで2回、離婚しています。現在の彼の住む土地に子連れで引っ越しましたが、その後、双極症Ⅱ型と診断されました。気分症状をエネルギッシュな長所だと思っていましたが、重大なことを軽躁状態で決めてしまい、後で行きづまりました。周りに迷惑や心配をかけることを繰り返してきたと気づき、診断がもう少し早ければと絶望しています。今後は自分の特性をふまえて人生の決断をしていくつもりですが、絶望感や後悔を生きる希望に変えるヒントがほしいです。

双極症の人が抑うつ状態のために「家族や大事な人に負担をかけた」と思う気持ちは、うつ病の人のそれと同じです。一方で、軽躁状態や躁状態、またそこからうつ転したことで「家族や大事な人に心配をかけた」と思う気持ちは、うつ病の人のそれとは異質です。過去の言動や振る舞いに対して「恥」の感情を抱くことや、病気に影響されて重大な人生の決断をして後悔するのは、双極症のケースで多いのではないでしょうか。

また、人生においてうまくやれていたと認識していたことが「実は病気の症状によるものだった」と突きつけられるのは、とても苦しいことです。

## 他者のことよりもくらい、自分を大切にしよう

自分への思いやり、いたわりの気持ちが大事です。

双極症の人は病気の症状から「周囲の人に迷惑や心配をかけてしまった」と他者のことで頭がいっぱいになり、「自分自身がひどく傷ついていること」を後回しにしがちです。

これから病気とうまくつきあいながら過ごしていくためには、周囲の人への配慮を最優先にするのではなく、自分自身のカラダとココロにしっかり栄養をあげること、病気を抱えながら生きる自分に、自分自身が優しく寄り添うことが必要です。79ページでセルフコンパッション（自己への思いやり）について触れましたので、ご参照ください。簡単にできて効果を感じやすいセルフハグを、まずはおすすめします。

　家族や友人との関係が、病気を発症する前後で変わってしまった場合は、関係の修復が難しいケースもあるでしょう。その苦しさは、いくら振り切ろうとしても、つきまとうでしょう。過去の、失敗だと感じている決断や行動、診断の遅れなどにとらわれていることを、ありのままに受け容れましょう。

　アメリカの精神科医キューブラー・ロスが提唱した「死の受容のプロセス」をご存知でしょうか。双極症という病気を発症したこと、そのために起こしてしまったトラブルについても同様の受け入れのプロセスをたどると考えられます。

> ①否認：「双極症であることを認めたくない」と否認する
> ②怒り：「どうして自分がこんな病気になってしまったのか」と怒りを感じる
> ③取り引き：「なんでもするから病気を消し去ってほしい」と取引する
> ④抑うつ：あきらめやむなしさ、絶望などの気持ちで抑うつ状態になる
> ⑤受容：自分が置かれた状況を理解し、受け入れていく

　こんな段階を、多くの人が通ります。まずは、ご自身がどのように生きていきたいか、周囲の大事な人とどうかかわっていきたいか、ゆっくり考えてみましょう。そのためにできることを、「いまできること」「今日できること」「今週できること」くらいの比較的近い範囲で考えてみることです。

　時間が経つことも後押しして「過去へのとらわれ」や「遠い未来への不安」より、「いまとその近くの未来」を思う割合が少しずつ増えていきますよ。

　「もう少し早く診断がつけば、いままで起こったトラブルの1つでも少なく済んでいたのではないか」と思うことも、多くの双極症の人に当てはまるでしょう。見方を変えれば、来年ではなく、来月ではなく、いますでに診断がついているわけで、来年の自分からすると、「もう少し早く診断がついている」ことになりますよね。

> ①いまはもう適切な診断に変わっていること
> ②いまはもう適切な治療を受けられること
> ③いまはもう適切な対処を自ら行っていくことができること

　これらをありがたいことだと認識すれば、少し気持ちがラクになるでしょう。

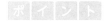
**ポイント**

- ★ 双極症患者さん特有の、後悔の念、恥の感情、罪悪感。それらにさいなまれることはよくあること。
- ★ さまざまな段階を経て、病気の受容は進んでいく。少しずつ「いま」に注目する時間を増やそう。
- ★ 診断のタイミングを憂うより、すでに診断がついて治療が始まっていることを大事にしよう。

# 70

# 精神疾患のある異性との
# つきあいは控えるべき？

Q　境界性パーソナリティ症の人とつきあっていましたが、主治医に「相手に
振り回されて、あなたの状態が悪化しますよ」と言われました。なんとか別
れましたが、とてもつらいです。双極症の症状と彼女への依存や、自らの自
信のなさから来る不安感は克服できるのでしょうか？

　精神科の患者さんは、入院の環境やデイケア、作業所、もしくは当事者会などで、
ほかの患者さんと知り合う機会があります。クリニックの通院に留まる方の場合は、
これまではそういった出会いの機会はまれでしたが、いまはＳＮＳを通じてつながり
をもつ人も多いようです。

　その出会いが吉と出た場合には、出会った人と友人になったり、おつきあいに発
展したり、さらには結婚する人もいます。これを読んでいるあなたも、いままでに
患者さん同士の交流経験があるかもしれません。

## 支援者には安定した人が求められる

　双極症と境界性パーソナリティ症は、いずれも安定した支援者が必要な病気です。
そのなかでも「恋人」という存在は、家族に匹敵する、もしくはそれ以上の存在で
す。あなたがその立場になりうるのか、冷静に判断する必要があります。

　境界性パーソナリティ症の患者さんでは、人間関係・気分・行動・自己イメージ
の不安定さを認めます。また、人から拒絶されたり、見捨てられたりすることに対
して非常に敏感です。交際相手のささいな言動から、激しい怒りや衝動的な行動に
至ることもあります。遺伝的な要因に加え、幼少期に虐待などトラウマとなる体験
をしているケースが多く、そのような環境的な要因が発症に影響すると考えられて
います。また、気分の不安定さや怒りの症状が双極症の症状と類似しており、誤診
されることも多い疾患です。

　質問者さんは境界性パーソナリティ症の彼女の力になりたいと奮闘していたよう
ですが、主治医に手厳しいことを言われていることから、自分の病状のコントロー
ルがうまくいかなかったか、彼女の病状が激しかったのでしょう。

　不安定な境界性パーソナリティ症患者さんと近しい間柄になって、その症状に影
響を受けながら精神的に安定した状態にいられる人は少数です。見捨てられ不安か

ら自傷行為、自殺企図に至ることもあります。支えになるというなら、パートナーがこのようなあなたの気持ちを試すような行動に出ることも想定し、適切に対処しないといけません。

　おつきあいをするなら、かなりの覚悟が必要です。今回別れを告げたことで相手の方は調子を崩されたでしょう。その人を本当に支えたい、そばにいたいと思うのなら、まずはあなたが自身の病状コントロールに専念し、多少の刺激や環境変化では揺らがない安定した状態になることです。

## 精神疾患のある人とのつきあいはNG？

　一方で、精神疾患をもつ人同士でつきあったり、結婚して精神的に安定している人がいることも事実です。次のようなメリットもあります。

・お互いのつらさに共感できる
・病気に偏見を持たれないなど、相手に対して安心感をもてる
・日常で気をつけるべきことを声かけしあえる
・治療に関する情報を共有できる

## 精神科疾患を持つ人同士でつきあう際の条件

　患者さん同士でつきあうときは、下のような条件がそろっているとベターです。

①お互い、発症してから一度はある程度の期間安定している
　⇒再発を繰り返すとしても、以前得られた安定をまた取り戻せる可能性が高い
②お互い、治療に前向きに取り組んでいる
　⇒病気の受容がある程度できており、通院や服薬、生活への配慮ができている
③お互い、つきあっている人がいることを主治医や支援者に伝えている
　⇒何かあったときのためにキーパーソンとなる人には伝えているほうがよい
④お互い、相手に対して病的な依存をしていない
　⇒健康的でない関係は病状に影響する
⑤お互い、金銭面で負担をかけすぎない
　⇒とくにお金の管理の苦手な人は、デートに使う金額やプレゼントのルールを決めておく
⑥お互いの病状に配慮したおつきあいのルールを決めている
　⇒連絡を取り合う時間、相手の症状に対応できる範囲などのルールを決める

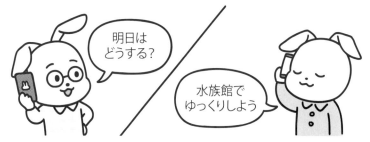

明日は
どうする？

水族館で
ゆっくりしよう

　上記を参考にしつつ、個別に注意すべき点については、あなたのことをよく知っている主治医や支援者に相談して検討しましょう。

まとめ

　恋愛は、場合によっては病状の悪化につながるリスクはあるものの、心に潤いを与えてくれ、普段の自分より少し頑張れるパワーをもらえ、困難を乗り越えるときの支えになってくれます。結果的にうまくいかなかった恋愛も、多くの学びがあるものです。

　質問者さんの不安や依存する気持ちは、通常気分モードになることと、時間が経つことで少しずつ解消されるでしょう。病状が安定したら、今回のことを振り返り、次の恋愛に活かしてほしいと思います。

ポイント

★ 精神疾患をもつ方との恋愛は、病状にプラスにもマイナスにもなりえると心得よう。

★ おつきあいに発展する前に、時期尚早ではないか、互いに負担にならないか検討しよう。

★ うまくいかなかった恋愛から学べることは多いもの。振り返って次の恋愛に活かそう。

# 71

# 妊娠・出産を希望する場合、
# 完全に薬を止めるべき？

**Q** 妊娠・出産を希望し、減薬しています。やはり完全に断薬しないと妊娠・出産してはいけないのでしょうか？　年齢的にも焦りがあります。

## 双極症の妊娠は計画性が鍵

「病状が不安定だから、主治医に相談したら反対されるかも」と、こっそり妊娠を計画している人、または、避妊をせずに性行為をしている人は非常にリスキーです。現時点で抑うつ状態や軽躁・躁状態にある方は、妊娠を避けるべきです。まずは少なくとも数か月は安定した気分を維持できることをめざします。

## 早めに主治医に希望を伝える

妊娠・出産の希望のある方は早いうちに主治医に伝えましょう。妊娠を前提とした薬物調整を行います。

その際、医師が病状や治療環境が妊娠に適さないと判断した場合には、妊娠を急がないように助言します。希望されたら「お望み通りに」と言いたいところですが、万が一の、命やその他もろもろの患者さんの損失を回避することが優先です。

## 自己判断での減薬や内服中断はNG

日本周産期メンタルヘルス学会の「周産期メンタルヘルスコンセンサスガイド2017」によれば、双極症患者さんが妊娠した場合、妊娠中に気分エピソードが出現するリスクは約25〜30％です。これは、抑うつ・軽躁病・躁病エピソードのすべてを含んだ数字です。再発する場合、抑うつエピソード（41.3％）と混合エピソード（38.1％）の割合が多く、軽躁病エピソード（11.1％）、躁病エピソード（9.5％）は少ないとされています。

妊娠20週時点での再発率を見た研究では、以下の結果が掲載されています。

・妊娠を機に薬物をすべて中断してしまった場合、再発は約75%
・妊娠期間を通じて薬物治療を継続した場合、再発は約25%

　すべて中断したときのリスクを考えると、なんらかの薬物治療を続けるのがベターです。

## 妊娠における薬剤の2つの側面

　「妊娠と薬」については2つの側面があります。
・薬は患者さん（母体）の精神安定のためにはポジティブな要素
・薬は胎児の発育や妊娠の経過に対してはネガティブな要素
　薬が母体の安定に与えるポジティブな影響と、薬が胎児や妊娠に与えるネガティブな影響を天秤にかけて、両者の落としどころを探っていきます。

## 双極症でよく使われる薬剤と妊娠・出産への影響

　「コンセンサスガイド」によれば、双極症の薬と妊娠についてわかっていることは、以下の通りです。

### リチウム（リーマス）

　エブスタイン奇形という心臓の奇形のリスクがあり、妊娠希望の場合は原則中止となります。この奇形はリチウムを内服していない人にも、出生20,000件に1件の確率で発生するものです。リチウムの内服でその確率は、2,000〜1,000件のうち1件程度まで上がります。
　ほかの気分安定薬（ラモトリギンが選択されることが多い）や抗精神病薬に変更し、気分安定をめざします。リチウムの減量・中止により病状が悪化するケースでは、妊婦への投与が禁忌である薬と説明し、本人の同意の元で継続することがあります。
　リチウムを内服したまま妊娠し、以後も継続服用する際は、胎児の奇形について心エコー検査で経過を見ていきます。胎児に奇形が起こるリスクは、器官形成期の妊娠初期に問題となります。よって、ケースによっては初期は中断し、妊娠中期よりリチウムを再開することがあります。いずれにせよ、用量は最小限とします。

### バルプロ酸（デパケン）

　二分脊椎、形態学的先天異常、認知機能障害・発達障害などのリスクがあるため、リチウムより厳格に中止を推奨されます。

こちらも口唇口蓋裂などの形態学的な先天異常のリスクがあり、薬剤の量が多いほどそのリスクが高まります。

妊娠・出産を通じて、比較的安全に使える薬剤です。ラモトリギンの内服により、先天異常や大きな形態学的な奇形のリスクは有意には上昇しなかったとの報告があります。1日の内服量として３００㎎以上内服していた群は３００㎎未満の群より先天異常のリスクが上がったとの報告があるため、可能な限り減量しておく必要があります。

アリピプラゾール（エビリファイ）、オランザピン（ジプレキサ）、クエチアピン（セロクエル、ビプレッソ）などは、非定型抗精神病薬と呼ばれます。これらの薬剤で気分安定が得られるのがベターです。日本うつ病学会、国際神経精神薬理学会、周産期メンタルヘルス学会でも推奨されています。

リスペリドン（リスパダール）は先天奇形のリスクが有意に高く、推奨されません。

出産後、半年以内に気分エピソードが起こる確率は50％以上という報告があります。

再発リスクの高い方は、服薬を続けて産後の再発を防ぎましょう。妊娠中は服薬を中断するケースでも、産後すぐに内服を再開すれば、産後もずっと内服しない場合に比べて、再発を防げることがわかっています。

国立成育医療研究センターの「妊娠と薬情報センター」では、下記のような相談に対応してくれます。

・持病でお薬を飲んでいるが、妊娠しても赤ちゃんに影響はないかについて
・妊娠していることを知らずに、お薬を飲んでしまった場合

心配ごとをそのままにせず、妊娠を計画するまでに、上記のサービスなども利用して情報を集め、家族と共有しましょう。

　必ずしもすべてのケースで断薬をめざすのではなく、ケースによっては服薬を維持しながら妊娠を計画していきます。主治医と相談し、断薬が可能な病状なら、慎重に断薬してから妊娠を計画するとよいと思います。

〈参考文献〉日本周産期メンタルヘルス学会「周産期メンタルヘルス　コンセンサスガイド」
http://pmhguideline.com/consensus_guide/consensus_guide2017.html　２０１７

## ポイント

* 双極症の人の妊娠は「計画性」がモノをいう。気分症状のあるときは避けよう。
* 双極症の人は、妊娠中・産後の気分エピソードの再発リスクが高いと覚えておこう。
* 薬物治療のメリットとデメリットを知り、主治医と相談して断薬か継続かを検討しよう。

# 72

# 子どもが幼いときの育児の
# ヒントと注意点とは？

(Q) 双極症の親は、子どもが病気を理解できない低年齢の場合、どのように子育てをしていけばいいですか？

　双極症は 20 代〜 30 代での発症が多いので、子どもが小さいうちに発症することもあれば、発症してから結婚して子どもをもつこともあるでしょう。女性は、産後に双極症を発症しやすく、気分エピソードの再発も多いことが知られています。「産後うつ」と思っていたのが、躁転して双極症が明らかになることもあります。

　双極症では家族に理解を得て治療をサポートしてもらうことが大事ですが、幼い子どもにそれを望むことは難しいですね。

## 双極症の人の寛解期の子育て

　まず、お子さんをどのように育てたいか、パートナーと話し合い、共有しましょう。寛解期では、その方針をもとに子どもと接します。次に、気分症状があるときにもできることと、状態によっては難しいことを検討しましょう。

## 気分症状が強くてしんどいときは

　抑うつ状態が悪化したときや、子どもの世話が難しいときは、実家に頼れるなら親に来てもらうか、実家に避難して休みましょう。

　実家などを頼れない場合は、保育園を利用するか、しんどいときだけに利用する「一時預かり事業」というサービスを利用してみましょう。日中に自分の時間が確保でき、心身を休めることができます。子育て支援の窓口で相談することもおすすめです。一時預かり以外に使えるサービスも紹介してもらえます。また、話を聞いてもらうだけでも苦しさが和らぎます。乳児健診のときに相談するのもよいでしょう。

食事がほとんどとれない、希死念慮が強いなどの状態に至れば、入院が必要になるかもしれません。お子さんと離れることに不安や罪責感を抱くことがありますが、早く回復することがお子さんとの関係にとって大事なことだと考えましょう。「ママ・パパはちょっと疲れたから病院でお休みしてくるね。元気になったら遊ぼうね」などと、目線を合わせてゆっくり説明しましょう。子どもは病気についての理解は十分でなくとも、親の言葉のトーンや表情からいろいろなことを感じ取るでしょう。

　軽快・躁状態のときは、爽快な気分であれば一緒に過ごせるかもしれませんが、イライラがひどいとき、子どもに手を上げそうになるときは、双方のためにも距離をおくことが必要です。抑うつ状態のときと同様に、本人が場所を移すか、お子さんを一時的に実家に預かってもらうなどの対策を考えましょう。

### 抑うつ症状が軽度のときの過ごし方・注意点

　抑うつ状態が軽度のときも注意が必要です。ひどい抑うつ状態のときにできなかった分まで子どものために精一杯のことをしようと無理しがちです。活動はセーブしながら行うこと、夜に余力が残っているくらいの活動を意識してペース配分しましょう。パートナーや親御さんの協力が得られるなら、子どもから離れて過ごす1人の時間を、1日に1時間はつくりましょう。子どもの添い寝についても、十分に回復するまではパートナーに任せて、睡眠の時間・質の確保を優先し、別室で休むことをおすすめします。

### 軽躁状態のときの過ごし方・注意点

　軽躁状態では、いろいろと活動したくなる気持ちを抑え、セーブしながら過ごしましょう。また、イライラをお子さんにぶつけそうになったときは、呼吸法などのストレスケアをすること、それでも治まらないなら、その場から離れましょう。家族がほかにいるときは「クールダウンしてくるね」といって、違う空間で過ごしましょう。お子さんと2人の場面では難しいですが、手をあげてしまうことよりは「少しだけ待っててね」と言って離れることがベターです。少し落ち着いたら、ハグして「もう大丈夫。待ってくれてありがとう」と感謝を伝えましょう。

### 家事はそうとうに。育児よりも大切なこと

　育児と切っても切り離せないのが「家事」ですが、家事は「そうとうに」手を抜きましょう。お子さんに十分なことができないと心苦しく思うかもしれませんが、気分エピソード中のあなたは、病状の回復が最優先です。

　家事やパートナーへの対応　＜　お子さんへの対応　＜　病状コントロール

<br>

この公式を忘れずに（パートナーの優先順位を低くしてしまいましたが、どうかご理解を）。

　ていねいな家事にエネルギーを注ぐより、お子さんに穏やかに接すること、笑顔を向けてあげること、今日1日の話を聞いてあげること、頭をなでてあげること、ハグしてあげること、寄り添って横になること、そばにいることにエネルギーを使いましょう。掃除は週に1回の掃除機かけで○K、食事は宅配やレトルトで○Kです。

## 気分エピソードごとのルールづくり

　状態が落ち着いているときに、パートナーやお互いの両親とともに気分エピソードごとのルールを作りましょう。以下は一例です。

### 躁のエピソード時のルール

- 外遊びはパートナーや親と行ってもらう
- 保育園や幼稚園の送り迎えをパートナーや親にしてもらう
- 睡眠時間を○時間確保する
- 添い寝はパートナーにお願いする
- 一時預かり保育を利用する
- 外出は徒歩圏内の公園までにする

### 軽躁・混合状態エピソード時のルール

- 遠出や長時間の遊びは控える
- 睡眠時間を○時間確保する
- お子さんにつきあっての激しい運動は控える
- 静穏な遊びをメインにする
- イライラに気づいたら別室でしばらく過ごす
- 落ち着くまで実家で過ごす

　精神疾患に限らず、病気のために、理想的な親でいられないときがあってもいいのです。大事なことは、落ち着いているとき、余裕があるときに、「子どもを大事に思っている」と言葉や態度で表すことです。また、病気についてもお子さんが理解できないと決めつけず、わかりやすい言葉で説明してみましょう。

「パパ・ママはしんどくて１日中寝込んでしまうときと、元気すぎたり怒りっぽくなってしまうときがある。そんなときは嫌な思いをさせてしまうかもしれない。あなたを傷つけたくないから、ときにはあなたと離れることもあるよ。でも、いつでもあなたのことは大事だよ。覚えておいてね」

　気分の安定が得られ、「当時はあんなこともあったね」とお子さんと振り返られる日まで、工夫しながら日々を過ごしていきましょう。

### ポイント

* 気分症状により、理想的な子育てができない時期があることを、パートナーと共有しよう。
* 寛解期に抑うつ状態・躁状態での対応やサポート体制について、しっかり検討しておこう。
* お子さんの年齢に合わせた表現や内容で、双極症の症状や治療について説明してみよう。

# 73

# どのタイミングで子どもに
# 打ち明ける？
# それとも隠しておくべき？

**Q** 双極症Ⅱ型です。小学校３年生の子どもがいますが、子どもは私の病気のことを知りません。私が服薬、通院していることは知っています。子ども向けの絵本もありますし、いまのうちに打ち明けようかと妻に相談したら、妻は「絶対に伏せておく派」でした。いつ、どのような形で打ち明けるべきでしょうか？　子どもが気づくのを待った方がいいでしょうか。

　子どもがいる双極症の人は、どの段階で病気のことを伝えるか悩むでしょう。そもそもⅠ型の場合は躁状態が激しいため、子どもに隠すことは難しいです。その一方、Ⅱ型の場合は入院に至らず、通院と服薬でなんとかコントロールできている人が多いのでカミングアウトのタイミングはより迷うことでしょう。『きょうのお母さんはマル、お母さんはバツ』*1 という絵本は、子どもに双極症について知ってもらうのにおすすめです。

## 自然と悟るのを待つことについて

　病状がコントロールされていると、双極症の特徴的な症状を目にすることはありません。年齢を重ねることで子どもが「悟る」ことは期待できないでしょう。子どもがときどき気分症状を目にすることがあっても、そんな性格だと思われそうです。いまはネットでなんでも調べられますが、子どもが適切な情報にアクセスすることは難しく、断片的な情報から、別の病気と認識してしまうかもしれません。

　また、子どもが服薬・通院を知っている場合は、何らかの病気であるとは認識しているでしょう。親から説明がないまま成長すると、「家族の一員なのに、自分だけお父さんの大事なことを教えてもらえない」などと感じたり、不安がふくらみ、「お父さんは子どもに言えないようなこわい病気にかかっているんだ」などと考えてしまうかもしれません。

## 「絶対に伏せておく派」のパートナーについて

　パートナーが「絶対に伏せておく派」なのは、おそらく「小学校３年生」という年齢から次のようなことを考えているのではないでしょうか。

・説明したところで、理解すること、受容することができるのか？
・不安になったり混乱させてしまうのではないか？
・言わなくてもよい場面、言わなくてもよい人に、病気のことを話してしまわないか？
・お父さんが精神疾患をもつと知ることで、何か不利益がないか？

「子どもに病気のことを隠しておきたい」というのは自然な気持ちです。幼い子どもは、何かあったときに自分で自分の心を守れないことが考えられます。また、子どもに話すことで何らかのトラブルが起こり、親子ともに苦しむリスクもあります。話したことで、子どもとの関係がぎくしゃくしたり、子どもが「知りたくなかった」ととり乱すことも考えられます。

しかし、子どもに何も伝えないままでいいのでしょうか。長期間寛解が続いているのなら急いで話す必要はないですが、年に1回でも気分エピソードが出現していて、その症状を子どもが認識することがあったり、子どもとの会話や交流に影響が出る場合には、伝えるほうがいいでしょう。症状が目立つかどうかは、打ち明けるかどうかを判断するポイントになります。それは、子どものためでもあります。

## 情報があることで、子どもの心を守れる

「親がしんどくて一緒に遊べないときや、イライラしてこわい顔をしているときがあるけれど、それは病気のせいで、自分が親を疲れさせたり、怒らせたりしたわけではない」と認識できたら、子どもはむやみに不安になったり自分を責めたりせずにすみます。また、家族にとって大事な情報を共有することは、信頼関係を築く一要素となるでしょう。

子どもに大きな負担をかけてはいけませんが、年齢によっては次のような役割をもってもらってもいいかもしれません（もちろん、子どもがしたくないことを無理強いする必要はありません）。

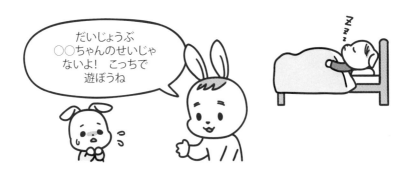

・気分レベルを一緒にチェックをする（－5～＋5）。
・「もう寝る時間だよ」などと生活リズムに配慮した声かけをする。
・「お仕事遅かったけど、疲れがたまっていない？」などと活動ペースに配慮
　した声かけをする。

### 子どもの意向や話し合いをするタイミングにも配慮する

　子どもが「お父さんの病気について知りたい」と思っているのか、「怖いから、まだ知りたくない」と思っているのかによっても、対応は変わります。親が「こうしたい」という気持ちで突っ走って、子どもの気持ちをないがしろにしてはいけません。

　もし、子どもが「知りたい」と思っていたとしても、情報は小出しにすること、子どもが理解できているか、不安が強まっていないか、確認しながら話すことが大事です。精神疾患でなくとも、「病気の話」というものは子どもにとって「難しい話」です。子どもの心や時間に余裕があるときに話すことも意識してください。

### 夫婦で話し合うこと

　お子さんへの伝え方、タイミングはとても大事な要素ですが、さらに大事なのは、夫婦が話し合い、価値観をすり合わせ、2人が「今なら」と思えたタイミングで打ち明けること、また、2人が「このレベルの情報なら」と思えた内容を話すことです。そうすれば、伝えた後に何か問題が起きたときにも力を合わせて対処ができるでしょう。

＊1　肥田裕久監修（2017）『きょうのお母さんはマル、お母さんはバツ──双極性障害の親をもつ子どもにおくる応援メッセージ』星和書店

親の双極症について、子どもが「自然に悟る」ことは難しい。段階を経て伝えていこう。
親の病気を知ることは、子どもの心を守ることにつながる。役割を担ってもらってもよい。
夫婦の意見をすり合わせておけば、病気を知ったあとの子どもの変化にも、協力して対応できる。

# 74

# 飲酒が楽しみでやめられない。
# 上手なお酒とのつきあい方とは？

Q　アルコールはできれば飲まないほうがよいと思いますが、それが楽しみの人もいると思います。双極症の人の上手なアルコールとのつきあい方を教えてください。

### 精神科で飲酒について説明されること

双極症に限らず、精神疾患で治療中の方に対しては、薬の効き目に影響するおそれや、睡眠に影響して生活リズムを乱すおそれがあるため、「お酒は飲まないように」、もしくは「控えましょう」と説明されることが多いでしょう。

さらに、双極症の人は、飲酒で抑制がきかなくなり、躁・軽躁状態による社会的に問題視される行動を悪化させる懸念もあります。

### アルコール依存について

双極症はアルコールに関連する物質使用症（アルコール症）を合併しやすいとされ、両方の病気を併せ持つ割合は３０％を超えるとの報告があります。アルコール症では、飲酒をコントロールできなくなる、飲酒中心の生活になる、飲酒を中断した際に離脱症状が起こることなどが主な問題です。

実は双極症では、ほかの精神疾患より抗不安薬、カフェイン、大麻、幻覚剤などの物質使用症を併せ持つ割合も高いことが知られています。両方の病気になりやすい、共通した生物学的な原因がある可能性も考えられています。

### アルコール症の併存がある場合

両者を併せ持つ場合、「それぞれの治療が必要だということ以上に、何か問題があるのか？」と疑問に思われるかもしれません。実は、アルコール症を併せ持つケースでは、次のような不利益があります。

①入院治療を必要とするリスクが高まる
②気分エピソードの再発率が高まる

③主剤となる可能性の高い炭酸リチウム（リーマス）が効きにくくなる
④両者とも自殺リスクが高く、併せ持つことでリスクが高まる

双極症のコントロール、および治療が難航するイメージが浮かびます。

### 物質・医薬品誘発性の双極症について

少し話はそれますが、「物質・医薬品誘発性双極症」という病気があります。アルコールやカフェインなどの薬物を使用開始した時期に気分の変動が始まり、薬物を使用中止し、離脱の期間を経過したのちに気分の変動が消失するという病気です。

双極症と診断されている方のなかに、このアルコール誘発性の双極症の方が交じっている可能性があります。この場合、気分安定薬を使う必要はなく、飲酒を止めることで気分の波は落ち着きます。

### 内服中の人は基本的にはアルコールは避けてほしい

通常気分の時期であっても、少なくともⅠ型の人は、維持療法のため薬の内服を続けている人が多いと思います。アルコールと一緒に薬を飲むことは論外ですが、多少時間をずらしたとしても、飲酒の影響と薬の影響が重なり、予測できない効果・反応が現れることが考えられます。転倒してケガをしたり、思わぬ行動で周囲に迷惑をかけるリスクもあります。

また、アルコールは寝つきをよくするイメージがあると思いますが、実は睡眠が浅くなり、睡眠の質を低下させてしまいます。

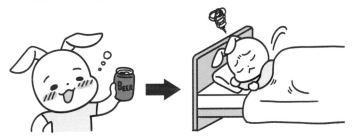

### 気分変動の初期は飲酒に走りやすい

実は、気分変動時には、飲酒に走りやすい理由があります。

・抑うつ状態では、気分の不快や不安、体調不良をまぎらわせようする
・躁状態では、爽快感や多幸感をキープしようとする

「セルフメディケーション」と言って、自己治療の目的でアルコールを使用して

しまうことがあります。一時的には苦痛をまぎらわしたり、心地よい状態を維持することに役立つかもしれませんが、このようなアルコールの使い方をしていると、気分の波を繰り返すうちにアルコールの不適切な使用（アルコール症など）に発展していく懸念があります。

## 「通常気分の時期」の「たまの楽しみ」にすること

上記のことから、個人的には、次のようなルールづくりをおすすめします。

・抑うつ状態や躁・軽躁状態の時期に飲酒は厳禁
・通常気分の時期もできたら控えること
・たま〜の楽しみに少量飲酒する程度とすること

明らかに飲酒が気分変動のトリガーになっていたり、家族にアルコール依存症の方がいるケース、上記のルールを守れない方には禁酒を勧めます。また、医師によって考え方は違うので、こっそり飲酒している人は主治医と相談してください。

## お酒の楽しみ方のタイプ別のヒント

「お酒が楽しみ」と感じている人は、大きく2つのタイプに分かれます。「お酒の場」が楽しみな人、「お酒自体の味わいなど」を楽しみにする人です。どちら寄りのタイプかによって、お酒とのつきあい方のヒントは異なります。

アルコール症
併存
30%

忘年会、お花見などの社交の場は、アルコールが入らなくても楽しいものです。ノンアルコールで雰囲気だけ楽しむこともありです。病気をオープンにしていない場合は、「この後にちょっと運転する」とか「健診で肝機能が悪かったから控えている」といって断ればOKです。もし「飲むこと」を強要してくるような人がいたら、上手にスルーしてください。

後者の場合は、「たまに少量の高級なお酒をじっくり味わう」ことをスペシャルな時間にしましょう。チビチビペースのほうが、酔わずにお酒の味を繊細な感覚のまま味わえるかもしれません。

ちなみに、「今後まったく飲酒しない」ことも選択肢の1つです。飲酒をやめたとしても、人生における楽しみは多岐にわたります。二日酔いで翌日の活動が損なわれることがなくなり、毎日一定のペースで活動できる、そんな生活も悪くありません。

〈参考文献〉「アルコール依存症と気分障害」橋本恵理, 斎藤利和、精神経誌、112（8）、2010.

## ポイント

★ 飲酒による病状へのデメリット、薬物治療への影響を知ろう。

★ 気分エピソード中は禁酒を。それ以外のときのお酒とのつきあい方を検討しておこう。

★ 「今後まったく飲酒しない人生」の選択も悪くない。人生には多様な楽しみがある。

# 抑うつ状態で
# 食べすぎてしまう。
# 過食のコントロール法とは？

Q 双極症の抑うつ状態のときに過食が激しくなります。意志の力で抑えよう
としても我慢できず食べてしまいます。対処方法はありますか？

　双極症の抑うつエピソードでは、一般に食欲低下・体重減少の見られる「うつ病」
と違って、過食・体重増加の見られる「非定型うつ症状」を呈することがあります。
　健常な人からは、「食欲があるなら元気なのでは？」「外見からは病気には見えな
い」などと思われがちですが、過食は本人にとって苦しい症状です。
　抑うつ状態では次のパターンに陥りやすいです。

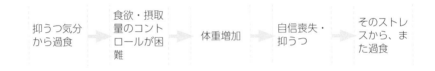

　とくに女性は、マスメディアやＳＮＳの情報から「やせている＝価値がある」と
思い込み、食行動についてナーバスになる人が多いです。

## 双極症に摂食の問題が合併することは多い

　双極症では、神経性やせ症（かつての拒食症）などの「摂食症群」の併存がよく
見られます。
　スタンフォード大学の研究では、双極症患者の１５．１％に摂食症群の併存を認
めています[*1]。
　摂食症群の発症にかかわる因子は、「女性である」「不安症をもつ」「アルコール
および物質使用症がある」「パーソナリティ症をもつ」「１０回以上の気分エピソー
ドがある」「自殺企図歴がある」「現在、抑うつエピソード中である」「悲哀・不安
の症状がある」「抗うつ薬を使用中」「双極症の発症年齢が低い」「現在の双極症の
重症度が高い」でした。

また、摂食症群を合併したケースでは、合併のないケースと比べて抑うつ状態の回復が遅れる、急速に抑うつ症状が再発する傾向があることもわかりました。

## まずは主治医に相談を

過食に悩む方は主治医に相談しましょう。気分エピソードが落ち着いても食行動の異常が持続したり、食行動の異常がただ「たくさん食べてしまう」だけでなく、「食べたものを吐く」「下剤や利尿薬を乱用する」などの行為（代償行為）を伴う場合は、摂食症群を疑います。

また、上記の通り、抗うつ薬使用により摂食症群のリスクが上がります。また、摂食症群のリスク因子には入っていませんが、バルプロ酸（デパケン）やオランザピン（ジプレキサ）、クエチアピン（ビプレッソ）で食欲亢進の副作用があり、その影響も考慮する必要があります。

## 過食をコントロールする方法

摂食症群には該当しない、抑うつエピソード時に食べ過ぎてしまう方の過食をコントロールする方法について説明します。

### コントロールしようとしない

逆説的ですが、「コントロールしなければ」と思うことがストレスとなり、いっそうの過食につながります。抑うつ状態から脱することを優先して、生活リズムの是正や日中の活動に取り組みましょう。通常気分に戻れば、過食の問題はおさまります。

気分エピソードによる体重の増減は、体への悪影響の懸念はありますが、「過食してしまう」ことで自分を責めるくらいなら、「いまは過食してしまう時期」と割り切りましょう。

### 買い置きをしない

周囲に人がいる場面では抑えられるけれど、「1人でいると歯止めが効きにくい」という人は多いでしょう。また、「手の届くところに食べ物があると、つい食べてしまう」こともよくあるでしょう。よって、自宅におやつなどを買い置きしないことが大事です。その日に食べる分をその日に買ってくるスタイルにしましょう。

家族が買い物を担っており、まとめ買いスタイルを変えられないなら、すぐ手にとれない場所に食べ物しまってもらいましょう。食べ物を手にとるまでの工程が1つ増えるだけでも、食行動を抑える効果があります。

　人間には「○○のことを考えるな」と言われると、いっそうそのことについて考えてしまう心理が働きます。また、何かを禁止されると、それを破りたくなる心理が働きます。よって「食べ物について考えることを禁止する」「食べることを禁止する」などは逆効果です。

　食事のルールは否定的な表現より、次のような肯定的な表現にしましょう。その際は食べても問題のないヘルシーなおやつを用意しておくのがおすすめです。

　　　このお皿に乗る量は食べて OK
　　　野菜はいくら食べても〇K
　　　１日に１つ、お気に入りのおやつを食べる
　　　今日のご褒美におやつを食べる

　低炭水化物ダイエットを試したことがある人は多いでしょう。過剰な炭水化物をとることは健康に悪いですが、炭水化物が全体のカロリーの４割以下になると死亡リスクが高まるとの報告があります。いろいろなものをバランスよく食べることが大事です。

　双極症では、生活リズムの安定のため、３食決まった時間にとることを勧めますが、加えて、１０時と１５時に少量のおやつを食べましょう。強い空腹感が起こりにくくなり、衝動的に食べてしまうリスクを下げます。おやつはナッツやチーズがおすすめです。

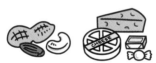

　不安を感じたときの対処法（コーピング）を持つ人は多いと思います。食欲に対しても、自分なりの対処法を持っておくことが大事です。

　例えば、呼吸法、身体を動かす（散歩は外に出るため、食べ物から離れられて効果的）、香りで食欲を抑える（ペパーミント、グレープフルーツなどは食欲を抑制。オリーブオイルの香りも効果あり）、ガムを噛む（口さみしさの軽減、リズムよく噛むことでリラックス効果も）、コップ１杯の水を飲む（リラックス効果あり）、身体の手入れをする（爪を磨く、ていねいに歯をみがくなど）、誰かと連絡をとる（孤独感や不安が食欲につながることも）などです。

まとめ

　食欲のコントロールは健康な人でも難しいものです。抑うつエピソード中は「コントロールできないのがあたりまえ」と考え、つい食べてしまう自分を責めず、いたわりましょう。また、周囲の人はそのつらさを理解し、一緒に食事ルールを考え、サポートしてあげてください。

＊1　Balzafiore DR, Rasgon NL, Yuen LD, et al. (2017). Lifetime eating disorder comorbidity associated with delayed depressive recovery in bipolar disorder. Int J Disord, 5(1), 25

ポイント

- 「食べ過ぎること」は元気の表れであると誤解されがちだが、本人にとっては非常に苦しい症状。
- 食べ過ぎてしまう自分を責めることは逆効果。苦しさをいたわり、次の行動に活かそう。
- 過食の衝動が高まった際の対処法を書き出し、冷蔵庫など目につく場所に貼っておこう。

# 76

# 「躁状態での浪費」で
# 自己破産をしない方法は？

Q 躁状態での浪費がたたり、自己破産しました。手続きを終え、いまは地道に生活していますが、このキャッシュレス時代に 10 年間もクレジットカードが作れないことを考えると憂うつです。同じ双極症の人たちにこのような思いをしてほしくありません。浪費傾向がある人にアドバイスをお願いします！

躁状態での「浪費」は、双極症のほとんどの人が経験する症状です。クレジットカードが作れないことはストレスに感じるかもしれません。ただ、自己破産後もデビットカードは作れるようですし、事前にチャージするタイプの電子マネーなども利用できるので、お金に関する困り度はその人のお金の使い方によるでしょう。

自己破産すると、手元にあるお金以上の支払いはできなくなり、銀行や消費者金融での借金もできなくなるので、今後、躁状態に移行しても、簡単には高額のお金は使えません。もちろん、自己破産に至る前に、簡単に浪費できない態勢を整えるのが理想です。

### 躁状態ではコントロール不能になることを心得る

躁状態が悪化すると、気が大きくなり、病気の認識がうすくなります。浪費しないための工夫が通用しなくなることもしばしばあります。

あなたは「抑うつ状態はしんどいし、寛解期は何か物足りない。早く躁状態にならないかな」と思ったことはありませんか？　このような気持ちを「躁への嗜癖（しへき）」と言います。躁状態を望む気持ちのある人は要注意です。軽躁状態に留まるⅡ型の人でも金銭的なダメージが大きい人はいます。もしくは、1 つの波におけるダメージは小さくとも、その波を繰り返すことでボディブローのように効いてくるでしょう。そのままにしていると社会的信用を損ねる、大事な人との関係を壊してしまうなどのリスクもあります。

「そんな人もいるんだ。でも、自分は大丈夫」「前回は親にカードの返済を協力してもらった。またなんとかしてもらえるだろう」「今度の躁状態はうまく乗りこなす自信がある」こんなふうに甘く考えていませんか？　大事に至るまでに、「浪費」を「自身の問題」と認識し、寛解のうちに対策を考えておくことをお勧めします。

まずは、躁・軽躁状態での金銭面でのダメージがどれほどだったか振り返ってみ

ましょう。

## お金を簡単に使えない仕組みづくり

　いま、大きなお金を簡単に使える状況にある人は「お金を簡単に使えない仕組みづくり」が必要です。

- 日々の使用金額の記録をする
- クレジットカードは家族に預けるか解約する
- 後払い方式（リボ）、クレジットカードで支払う電子マネーなどは登録を解除する
- 基本的に現金のみで生活する
- 財布に日常的に困らない程度のお金しか入れない
- デビットカードやプリペイドの電子マネーを活用する
- 躁状態になると浪費の懸念があることについて、家族や友人と共有する
- 躁状態で自分がお願いしてもお金を貸さないようにお願いする
- 通帳やキャッシュカード、自宅の重要書類などを家族に管理してもらう

## クレジットカードはどうしても必要なときは

　どうしてもクレジットカードが必要であったり、軽躁・躁状態でもそこまで浪費しないタイプの方も、少なくとも、次の3つを基本にしましょう。

- ショッピング枠の上限を下げる
- リボ払いはしない
- キャッシング枠はゼロにする

| ショッピング可能枠 | 10万円 |
|---|---|
| ショッピングリボ払い利用 | 0万円 |
| キャッシング1回払い利用可能枠 | 0万円 |

## 浪費が激しいときは早めに対処を

　浪費が激しい人は、軽躁状態の予兆があれば即座に対処してください。家計簿など、お金の使用状況を記録する習慣のない人は、手帳でも家計簿アプリでもいいので、ざっくりと記録していきましょう。

　金銭感覚は人それぞれなので、通常気分時に使う金額のデータも比較のために必要です。1日の使用額が「普段の金額＋1万円を超える日」が連日となってきたら、家族に手持ちのお金の管理をお願いする、早めに受診するなどの対処をしましょう。

　質問者さんにとって躁状態に翻弄されて負債を抱え、そして自己破産に至ったことはつらい過去でしょう。それに気落ちするだけでなく、同病の方が同じ思いをしないようにメッセージを送ってくださったことに感謝します。

　いまはまだ小さなダメージに留まっている方もこの本に書いたヒントを参考に対策をしてほしいと思います。

　すでに大きな損失を出してしまった方も、病気によって失ったものに注目して後悔の念にとらわれるより、いま、手の中にあるものを大事にして、日々の生活で心がけることに1つずつ取りくんでいきましょう。

### ポイント

* ★ 「浪費」の問題を過小評価せず、経済面と人間関係の安定のために真摯に向き合おう。
* ★ 躁状態で浪費を自制するのは難しいと心得て、「浪費しにくい仕組み」をつくろう。
* ★ 望んで浪費したわけではない。反省することは必要だが、自分を責めすぎないようにしよう。

# 躁状態の性的逸脱行為が
# コントロールできない。
# 対処法は？

（Q）私には夫がいますが、ほかの男性からも性的な目で見られたいです。罪悪感はありますが、ＳＮＳで半裸の写真を載せたり、いやらしい会話を楽しんでしまいます。これは性的逸脱でしょうか。医師は性的逸脱についてどう考えていますか？　また治療法はありますか？

　躁・軽躁状態では、性欲の亢進や性的逸脱行為が見られることがあります。通常気分の、本来のその人なら絶対にしない行動や言動が出現します。露出の多い服装になる、性的な言動を公然とする、それ以上だと、パートナーがいるのに浮気をする、複数の人と性的関係をもつなどの、分別のつかない行為に至ります。

　双極症のすべての人で性的逸脱行為が見られるわけではありません。また、性的逸脱行為が起こってしまった場合、本人は自制できなかったこと、そのために誰かを傷つけたことを後悔したり、普段なら絶対しない行為について恥じ入ったりするものです。

　躁状態による性的逸脱行為か否かのポイントは、「通常気分モードのその人なら、その行為をするかどうか」です。次の２人を例に説明しましょう。

　　　Aさん：ふだんは彼氏や夫としか関係を持たない、きちんと避妊をする
　　　Bさん：複数の人と性的関係を持つ、避妊にルーズ

・Aさんが躁状態となって複数の人と性的関係を持つ／避妊をしないリスキーな性行為をする
　　⇒性的逸脱
・Bさんが躁状態となり、複数の人と性的関係を持つ／避妊をしない
　　⇒性的逸脱ではない（ふだんのBさんと変わらない）
・Bさんが躁状態となり、平常時よりさらにリスキーな行動に出る
　　⇒性的逸脱（ふだんのBさんならしない行動がある）

一般的には問題視される性的行動を通常気分時にもしているケースは「躁症状」の性的逸脱行為とはいえません。質問にあるような考えや行動が通常気分のときにあるのなら、それは個人の性的嗜好といえるでしょう。パーソナリティ症や摂食障害など双極症以外の疾患でも性的逸脱は起こるのでその可能性もあります。

## 精神科医は性的逸脱行為についてどう考えているか？

　精神科医は性的逸脱行為を「躁・軽躁症状の１つ」として認識し、浪費や無謀な運転と同列に考えています。同じ躁状態でも、人によって目立つ症状は違い、その１つとしてとらえています。「本来そのような人だった」「本人の望みのあらわれ」などとは思いませんので、安心してください。

　その一方で、性的逸脱行為は、躁・軽躁症状として浪費や怒りっぽさと同列ではあるものの、大事な人との関係を破壊する非常に注意すべき症状とも考えています。

## 「大事な人を失うリスクは健康な人より高い」と肝に銘じる

　浪費や暴言などの症状と同様に、本来のその人が望んでそうしたわけではなく、「病気がさせたこと」ではありますが、「いくら病気がやらせたこととは言え、許せることと許せないことがある」、多くの人は、このように感じるのではないでしょうか。

　医師は「今回のトラブルは病気の症状です」と、家族などに説明します。しかし、長年寄り添ってきた仲であっても、その人の心をあまりにも乱す行動であれば、本人を支えていく気持ちが失せてしまうでしょう。そうならないためにも、性的逸脱行為の症状と向き合うことが大切です。

## 性的逸脱行為の治療法とは？

　軽躁・躁症状としてこのような症状が顕著となっているわけですから、躁状態の治療が、そのまま性的逸脱行為の治療となります。気分安定薬である炭酸リチウム（リーマス）やバルプロ酸ナトリウム（デパケン）、抗精神病薬であるアリピプラゾール（エビリファイ）やオランザピン（ジプレキサ）などの量を調整したり、追加することで、高まった気分を落ち着かせます。

　また、活動時間・活動量を抑える、睡眠時間を確保する、刺激を避けるなど、一般的な躁状態での自己対処法も有効です。躁状態に伴う症状ですから、気分が平静になってくれば、おのずと性的逸脱行為も消えていきます。

## 性的逸脱行為のリスクを下げるコツ

　今回の質問者さんの状況を考慮して、性的逸脱行為が起こるとしてもできるだけダメージが抑えられるコツをまとめます。

・ネットの使用に制限をかける（スマホ、ＰＣとも）

・何かのサイトに登録しているなら、アカウントを削除する

・性的な関心や衝動を、別のやり方で解消する方法を考える（発信はせず受動的に性的な情報を得るだけにするなど）

・夜の外出を控える

・どうしても抑制が効かないときは、気持ちを落ち着かせる頓服を使用する

　軽躁以上の躁状態に至った場合は、これらの対策も難しくなりますので、早く手を打つことが大事です。これらの対策に躊躇するようなら、いつか大きな代償を払うことになるかもしれません。

## アリピプラゾール（エビリファイ）の服用時の注意

　余談になりますが、双極症の治療薬として使われるアリピプラゾール（エビリファイ）は、ときに衝動制御障害を起こすことがあります。これは、病的な賭博（ギャンブル）、病的な性欲亢進、過剰で無計画な買い物、暴食などの衝動的な行動がコントロールできなくなる症状です。

　アリピプラゾールの服用を開始してから性的逸脱行為が出現した場合は、主治医に相談してください。双極症では基本的に抗うつ薬は使いませんが、抗うつ薬で性欲亢進の副作用が見られる場合もあるので、処方内容を確認しましょう。

## ポイント

　性的逸脱行為はその内容だけでなく「普段の自分ならしない行為」であることがポイント。

　薬の影響によるものがあるか、確認を。

　大事な人を失うリスクを考え、対策をあらかじめ考えておく。

# 78

# 性欲がなくなってしまった。
# 考えられる原因は？

Q　50代半ばの女性ですが、性欲がまったくなくなってしまいました。性欲
が減退するような薬は服用しておらず、過去の抑うつエピソード時でも性欲
はありました。考えられる原因はありますか？

女性の性欲が落ちる原因は、以下の通りです。

＊精神疾患、とくに抑うつ症状や不安の影響

抑うつ状態のときに性欲が落ちることは、多くの方が経験していると思います。抑うつ気分、意欲低下、不安など、さまざまな精神症状が性欲減退や性的関心に影響します。

＊内服薬の影響

性欲減退を起こす薬としては抗うつ薬（とくにＳＳＲＩ）が有名です。頻度は少ないですが、バルプロ酸ナトリウム（デパケン）やラモトリギン（ラミクタール）など抗てんかん薬も副作用に性欲減退があります。また、抗精神病薬の副作用で高プロラクチン血症が起こると、月経異常や乳汁分泌、性欲減退が出現することがあります[*1]。

＊ホルモン変化の影響

性ホルモンは加齢とともに減少します。しかし、若年女性でも性欲減退は見られ、現在では更年期が性欲減退と関係することはないと考えられています（閉経後に萎縮性膣炎を起こして性欲が減退することはあります）。

産後や卵巣の摘出後などの急激なホルモン変化は、性欲減退に影響するようです。

＊加齢による膣の変化（萎縮性膣炎）

エストロゲンというホルモンが低下すると膣の壁が薄くなり、乾燥して弾力が低下します。性行為中に不快感や痛みが起こるため、性欲が減退することがあります。

＊そのほか心理的な要因

性的欲求は繊細で、環境や心理的ストレスに影響されやすいものです。２０１７年のイギリスの研究では、性的関心や性欲の低下について以下のことがわかっています。

- 男性は３５〜４４歳でセックスに関心を失う人が最も多く、女性では５５〜６４歳がもっとも多い
- 女性で最も性欲が減退する原因は、家に子どもがいること
- 心身の健康不良があると、性的関心が減る
- 性行為中のコミュニケーションや感情的な交流が乏しいと、性的関心が減る
- 日常的にパートナーと性について話しやすい状態にある人は性的関心が保たれている
- パートナーが性行為に何かしらの困難がある場合は、性的関心がなくなる傾向がある
- ２人の関係が幸せでないと、性的関心がなくなる傾向がある
- 女性では、パートナーとの間で性行為への関心の強さが一致しない、もしくは、性的な嗜好が一致しない場合、性欲が減退する

性欲減退を感じている方は、思い当たることがないか、ぜひチェックしてみてください。

性欲の減退は、一時的には誰にでも起こるものです。それが長期に続いたり、年齢やパートナーとの性的関係期間の長さを考慮しても明らかに減退・消失している場合、ひどく悩み、落ち込むような場合は主治医に相談しましょう。

また、性生活を重視しない考え方、ライフスタイルの場合は、ほかの楽しみを充実させることもひとつの選択肢です。

＊１ 高プロラクチン血症のリスクはリスペリドン（リスパダール）、ルラシドン（ラツーダ）、オランザピン（ジプレキサ）が高く、クエチアピン（ビプレッソ）、アリピプラゾール（エビリファイ）は低い。
Peuskens J, etal.CNS Drugs.2014 Mar 28

性欲減退は原因が明確で対処可能であることも多い。一人で悩まず、主治医に相談しよう。
双極症の症状や薬の影響以外に、性欲減退に影響する心理的ストレスがないか確認しよう。
性生活が自分らしく生活するために必要なことかどうかを考えてみてもよい。

# 79

# 抑うつ状態での過量服薬が
# やめられない！　解決のヒントは？

> **Q** 抑うつ状態のとき、つらくて過量服薬（ОD）してしまいます。希死念慮はありますが、本気で死にたいというよりはつらい気分から逃げるために、薬をどんどん飲んでしまいます。毎回後悔するのですが、気分が落ち込むとやってしまいます。どうすればОD癖が治るでしょうか？

　睡眠薬や抗不安薬などの薬を、決められた1回の内服量を超えて服用することを「過量服薬（Over Dose：オーバードーズ、以下、ОD）」といいます。市販薬のОDもありますが、ここでは処方薬のОDについて解説します。

## 過量服薬の危険性

　ОDが常態化すると、さまざまなリスクがあります。「本気で死ぬつもりはなかった」はずが、何かの偶然が重なり、死に至る恐れもゼロとは言えません。基本的にはОDは致死性が低いのですが、いくつかの向精神薬は致死リスクが高く、また、絞首や飛び降りなどの行動の直前に処方薬を過量に飲んでいた自殺者が多いことも報告されています。

　ОDから誤嚥性肺炎、横紋筋融解症、急性腎不全などを発症することもあり、後遺症が残るほどの身体的なリスクもあります。

　ОD患者の対応で救急医療がひっ迫していること、多額の医療費が費やされることも問題となっています。また、「処方薬」のОDですから、処方する精神科医にも問題があります。

## ОDに加担する精神科医の問題

　薬を処方する精神科医が抱える問題点は、次の通りです。

- ・ОDのリスクの高い患者さんに漫然と抗不安薬や睡眠薬を処方する
- ・ОDして手持ちの薬が不足し、受診予定日より早く受診した患者さんが希望したため、また処方する
- ・ОDによるリスクを十分説明しない
- ・ОDへの対処法を十分検討しない

国がODに対する施策を開始した２０１０年以降は、救急搬送されるOD患者さんは緩やかに減少傾向ですが、まだまだです。

## 主治医に必ず伝える

主治医がODをしていることを把握していないのなら、次の診察で伝えましょう。主治医はODをただ否定することはしません。処方内容の変更や量の調整、または受診間隔の短縮、家族による服薬管理の援助などを検討します。つらいときの対処法についても助言をします。

## どうしてODしてしまうのか？

OD経験者への調査によると、「つらい気持ちから解放されたかったから」という理由が最も多く、「死にたかったから」という理由は実は少数です。また、背景に以下のようなことがあると、ODのリスクが高まると言われています。

- ・リストカット、OD の経験がある
- ・物質使用症の存在（アルコール症など）
- ・パーソナリティ症の存在
- ・摂食に関連する疾患の存在（神経性やせ症など）
- ・トラウマに関連する疾患の存在（ＰＴＳＤなど）
- ・家族と同居していない（同居していても、家族が無理解でネガティブな感情しか向けられず、本人が孤立無援と感じている）
- ・直接、間接的に深刻な暴力を受けた経験

## つらさ、苦しさへの対処法を身につける

苦しさを和らげる方法のうち、ODは即効性があり、かつ簡単な方法でしょう。しかし、上記の通り、リスクの高い方法です。よって、リスクを伴わない対処法を身につけていくことが必要です。すぐODしてしまう人は、苦痛を感じたときの自己対処スキルが低いと考えられます。

苦痛を感じたときの対処法をいくつか試して、それでもダメでODしてしまうケースはあるでしょう。その一方で、「しんどい」⇒「即OD」のパターンになっているケースもあると思います。少なくとも「即OD」とならないためには、自己対処法のうち、すぐにできる、簡単にできる方法をいくつも用意しておくことが大事です。

- 呼吸法
- マインドフルネス
- セルフコンパッション
- セルフハグ
- 瞑想
- 散歩に出る
- 音楽を聞く

- アロマをたく
- チョコレートをひとくち食べる
- 好きな動画を見る
- 心地よいモノに触れる
- 家族や支援者に電話する
- 塗り絵などのちょっとした作業をする

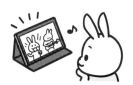 

　加えて、抑うつエピソード中でも、とくにどんな「きっかけ」や「場面」や「時間帯」でODをしたくなるのかを記録して、行動パターンを把握しましょう。リスクの高まる場面、時間帯を認識し、回避することが対処の1つです。

- 夜に一人でいるときにODしやすい
    - ⇒誰かと一緒に過ごす
- 周囲の雑音が刺激になってODしやすい
    - ⇒リラックスできる音楽を聴く
- 反芻思考が出てくるとODしやすい
    - ⇒同じ考えがグルグルしだしたらストレッチをする

## ODしにくい仕組みづくり

「ODしようと思ってもすぐにできない仕組み」をつくることも大事です。

- 受診間隔を縮めて、手元に置く薬の量を減らす
- 薬は家族や訪問看護師に管理してもらい、その日の必要分だけ手元に置く

## OD以外の対処法の引き出しを増やそう

　いったんODが常態化すると、やめることは難しくなります。まずは1回、つらい感情が襲ってきたときに別の方法で乗り切る体験をしましょう。「つらいけれ

ど、ODしてはいけない」と思うのではなく、「とてもつらいから、自分をいたわる方法で乗り切ろう」と考えてください。乗り切る体験を積むことで、失っているコントロール感を少しずつ取り戻せます。

## まとめ

　ODすることに罪悪感を抱く方は多いです。まずは、「ODせざるをえないほど、苦しい状態にある自分」を認めて、思いやりのある対応をすることが大事です。自分を責めるのではなく、「つらかったね」「次はほかの対処法も試そう」「深呼吸してみよう」など、温かな言葉かけをするようにしましょう。

〈参考文献〉松本俊彦（2019）精神科医療における過剰服薬の現状と課題、臨床精神薬理、２２（３）

## ポイント

- ODを過小評価しないこと。主治医にいまの状況を伝えて、対処法など一緒に検討しよう。
- ODをただ否定することはNG。ODに代わる、つらさへの対処法を身につけていこう。
- 少しでもODの回数や量が減れば、前進と考えよう。スモールステップでよい方向へ。

## あとがき

　最後までお読みいただき、ありがとうございます。

　双極症とひとくちに言っても、症状の出方も、気分の波のサイクルも、家族などの背景もそれぞれに違います。薬物治療も大事ですが、「どんな環境に身を置くか」は双極症の人の生きづらさ、生きやすさを左右するでしょう。

　私も時間を経て、「ふつうは○○」という既成概念から離れて、自分に適した環境で生きられるようになってきています。

　あなたも、自分にとって心地よい、居場所、立ち位置、生活ペース、活動内容、対人関係を模索してください。そのような環境に身を置けたら、病気を抱えていたとしても、苦痛は少なくなり、自分に力があると感じられ、周りの人にあたたかい気持ちを分け与えることもできるようになると思います。

　長期間つきあわざるをえない病気になったことや、その素因を抱えて生まれてきたことをプラスにとらえられる人は少数派かもしれません。そして、その少数派の人たちもおそらく、診断された当初は、「どうして自分がこんな病気に」「病気さえなければ、人生うまく行っていたのに」「○○のせいでこうなった」などとネガティブな感情の沼でもがいたことでしょう。

　あなたはどのくらい、自身が双極症であることを受け入れられていますか？　いまも、これからも、双極症になったことをプラスにはとらえられないかもしれません。でも、少なくとも、双極症になったことがあなたの人生のすべてではないことは意識しておいてください。

　今後、何かに迷い、先が見えなくなったときに、この本をふたたび手にとっていただき、また一歩、歩き出す助けになればと願います。

　この本は、私のブログでの企画「双極症についての100の質問」をもとに加筆・修正したものです。企画を提案いただいたらぴさんは、双極症の症状に翻弄されながらもご自身のやりたいことに力を注いでおられます。この本を世に出すことができたのは、らぴさんの存在があってこそです。

　また、合同出版の齊藤さん、鈴木さんにもお世話になりました。冗長なブログ記事をコンパクトにまとめ、図表や可愛らしいイラストを配置いただき、読んでいただく方にやさしい、わかりやすい本になったと感じます。作業の

遅い私につきあい、最後まで導いていただいたことに感謝しています。

　読者のみなさんに何か少しでも、知識やヒントを得ていただけたなら幸いです。

南中さくら

【著者紹介】

南中さくら

精神科医、さくらこころのクリニック院長

兵庫県の田舎で生まれ育つ。小学生のときに半年入院した経験と、医療漫画に影響されて医師を志した。三重大学医学部卒。初期研修時、激務で倒れて休職を経験。人生最大の挫折から、自己否定感、対人や新規場面への不安が持続し、苦しい日々を過ごした。その後、自分の精神状態と向き合えるようになり、患者さんとの関わりの中で自分がどう生きたいかが明確になり、Twitter で精神医療についての情報発信を開始。また、理想の精神科クリニックを目指して開業し、日々目の前の患者さんに対して自分にできることを考えている。

組版　flexart
装幀　梅津佳子
イラスト　高林咲良

## みんな双極症 日常の悩みから最新知識まで

2021 年 10 月 20 日　第 1 刷発行
2023 年 7 月 20 日　第 3 刷発行
著　者　南中さくら
発行者　坂上美樹
発行所　合同出版株式会社
　　　　東京都小金井市関野町 1-6-10
　　　　郵便番号　184-0001
　　　　電話　042-401-2930
　　　　振替　00180-9-65422
　　　　ホームページ　https://www.godo-shuppan.co.jp/
印刷・製本　株式会社シナノ
■刊行図書リストを無料進呈いたします。
■落丁乱丁の際はお取り換えいたします。

ISBN978-4-7726-1476-4　NDC490　210 × 148